AF403146

PEUT-ON METTRE EN DOUTE

L'EXISTENCE,

DES FIÈVRES

ESSENTIELLES?

Ce Mémoire n'aurait point vu le jour si une société savante ne l'eût pas approuvé. Toutefois, malgré d'aussi honorables suffrages, je ne le publie qu'après y avoir fait quelques changements et plusieurs additions importantes, mais dont aucune n'altère le sens du premier travail.

PEUT-ON METTRE EN DOUTE

L'EXISTENCE

DES FIÈVRES

ESSENTIELLES?

OUVRAGE COURONNÉ PAR LA SOCIÉTÉ DE MÉDECINE
DE PARIS, EN JANVIER 1823;

PAR J.-C. COLLINEAU,

DOCTEUR EN MÉDECINE DE LA FACULTÉ DE PARIS, MÉDECIN DES PRISONS
DU DÉPARTEMENT DE LA SEINE.

> Primaria febris, quæ nullum alium morbum sequitur, sed
> a propriâ causâ dependet : secundaria vel symptomatica est,
> quæ ab inflammatione alicujus membri oritur.
>
> SENNERT.

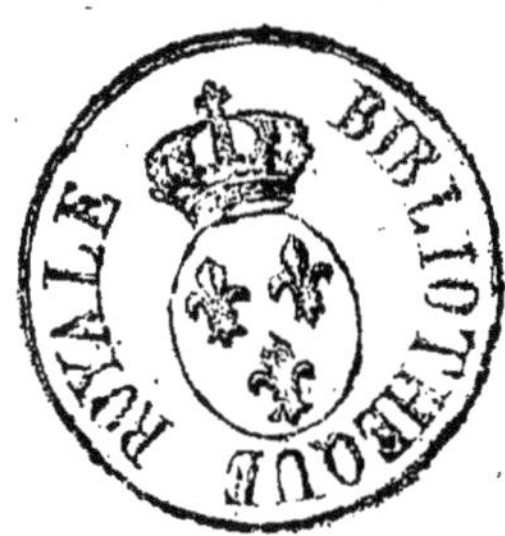

PARIS,

MÉQUIGNON-MARVIS, LIBRAIRE-ÉDITEUR,
RUE CHRISTINE, N° 1,
ci-devant rue de l'École de Médecine, n° 3.

MAI 1823.

AVANT-PROPOS.

Ne doit-on pas s'étonner que des doctrines médicales professées pendant une longue suite de siècles par les hommes les plus instruits, par une classe de savants auxquels les sciences physiques et naturelles doivent leur naissance et presque tous leurs progrès, soient aujour-d'hui tout près d'être rejetées comme de vieilles erreurs, d'anciens préjugés, enfantés et perpé-tués par l'ignorance et de vicieuses habitudes! Eh quoi! toutes les notions absolument néces-saires à l'existence, au bonheur des hommes en société auraient été acquises, les arts, même de pur agrément, seraient parvenus presque à leur perfection, et des intérêts aussi chers que ceux de la santé auraient toujours été compromis; les effets auraient toujours été pris pour des causes, les maladies secondaires pour des affec-tions primitives! La médecine, comme les beaux-arts, se fonde sur l'observation , et , comme eux , elle a ses inspirations. Dans les beaux-arts, les règles n'ont été faites qu'après les conceptions du génie; ne peut-on pas croire que des doctrines médicales, particulièrement celle des fièvres , ont été justement basées sur des observations exactes, d'après un sentiment qui peut toujours arriver plus près de la vérité que toutes les investigations matérielles? J'ignore quelles conséquences je pourrai déduire des recherches auxquelles je vais me livrer; mais, je l'avoue, sans envier à mes contemporains la portion de gloire qui doit leur être départie, j'aimerais à reconnaître que ces hommes si justement célèbres, que nos prédécesseurs, nos maîtres, ne se sont pas trompés.

Comme je cherche de bonne foi la vérité, que je ne veux point de surprises, et que je désire être entendu de tous ceux qui voudront me comprendre, je ne craindrai pas de répéter plusieurs fois les mêmes propositions. Je ne puiserai point mes exemples dans des cas rares, je ne baserai point mes raisonnements sur des investigations minutieuses et subtiles, sur des faits que tout médecin n'est pas à portée d'observer ; je n'aurai donc pas besoin de citations ; je puis dire d'avance à chacun : **Voyez, examinez, jugez vous-même.**

PEUT-ON METTRE EN DOUTE

L'EXISTENCE

DES FIÈVRES

ESSENTIELLES?

Le mot *fièvre*, appliqué à des groupes de symptômes variables par leurs causes, leur nombre, leur intensité absolue ou relative, leur durée et leur terminaison, est un terme abstrait. La fièvre, en général, et les divers ordres de fièvres, sont des êtres de raison, créés pour la commodité des classifications. Considérée sous ce rapport, leur existence n'est que dans notre manière de voir; elle est tout-à-fait conventionnelle. On conçoit facilement dès lors qu'il est impossible de donner une définition exacte de la fièvre; c'est un point sur lequel les médecins des différents âges n'ont jamais été d'accord. Ainsi, sans nous arrêter aux opinions diverses qu'ils ont émises sur ce sujet, nous dirons que l'on est généralement convenu d'appeler *fièvre* un état pathologique dans lequel une augmenta-

tion de la chaleur, l'accélération de la circulation, des altérations de la sensibilité, et un
trouble plus ou moins marqué de toutes les fonctions, se présentent, soit constamment, soit périodiquement, comme phénomènes principaux,
et à peu d'exceptions près, sous l'aspect d'une affection aiguë.

Ces altérations de la santé peuvent exister séparément; elles peuvent être conjointement si
légères, que l'on ne reconnaisse pas encore dans
leur ensemble les caractères de la fièvre; mais
toutes les fois qu'elles n'existent pas, il n'y a
point de fièvre, quel que soit d'ailleurs l'état
particulier de chaque organe. Elles forment donc
l'essence de la fièvre en général, et elles concourent, en plus ou moins grand nombre, ou
chacune d'une manière plus ou moins marquée,
à former l'essence connue ou conventionnelle
des fièvres en particulier.

Cependant, on a donné le nom de fièvres ano-
males, partielles, larvées, à des affections intermittentes particulières, dont quelques unes ne
présentent aucun symptôme général; mais ces
maladies forment une exception; elles pour-
raient aussi bien être classées parmi les affections dites nerveuses que parmi les fièvres, avec
lesquelles elles n'ont souvent d'autre rapport pa-

thologique que l'intermittence. Et en effet, lorsqu'elles sont continues, on ne les regarde pas
comme des maladies fébriles.

Considérée d'après l'ensemble des symptômes
qui la composent, la fièvre a-t-elle un siége?

Ces altérations ou ces modifications de la
santé, que nous avons dit être l'essence de l'état
fébrile, sont des phénomènes généraux ; elles ne
peuvent constituer qu'une affection générale ;
sous ce rapport, la fièvre n'a point de siége ; lui
en supposer un, c'est détruire toutes les con-
ventions établies. On ne peut même pas dire,
dans les maladies fébriles produites ou accompagnées par une affection locale, que la partie
occupée par cette affection soit le siége de la
fièvre. Quel est, par exemple, dans la fièvre dite
bilieuse continue, le siége du malaise, de la chaleur générale et du trouble de la circulation,
symptômes essentiels de l'état fébrile ? Il est évi-
dent qu'il n'est, en particulier, nulle part, ou,
pour mieux dire, qu'il est partout. Supposez
que les autres symptômes restant les mêmes, la
chaleur de la peau soit naturelle, le pouls calme,
et qu'il n'y ait point de malaise général ; il n'y
aura pas de fièvre, mais seulement un embarras
gastrique. Faites actuellement abstraction des
symptômes gastriques, et supposez l'existence

des précédents, la fièvre existera. Ce que l'on suppose ici, l'expérience nous le montre tous les jours. On voit l'embarras gastrique succéder à l'invasion des symptômes fébriles, et d'autres fois ceux-ci continuer encore, bien que le premier ait depuis long-temps disparu. On voit aussi l'embarras gastrique porté à un très haut degré, sans qu'il y ait de fièvre, et la fièvre être très intense sans qu'il y ait d'embarras gastrique. L'existence de la fièvre peut donc être indépendante de celle de l'embarras gastrique, et lors même qu'ils se trouvent réunis, et que l'on voudrait supposer que l'affection locale a produit l'affection générale, on peut et l'on doit les considérer séparément, sous le rapport de leur siége ; car, avant que la fièvre parût, il n'y avait encore qu'une affection gastrique, maladie locale, et dès que les symptômes fébriles se sont manifestés, l'état pathologique a changé de nature ; il est devenu la *fièvre gastrique*, maladie générale et plus compliquée.

Ce que nous disons sur le siége de la fièvre gastrique, est non seulement applicable à tous les états fébriles qui se trouvent joints à une affection locale, mais bien plus encore à ceux qui, comme les fièvres inflammatoires, adynamiques, et certaines fièvres ataxiques, présentent l'affection plus marquée de tout un système; car les états pathologiques, les modifications de la vie, que les adjectifs *inflammatoire, adynamique, ataxique,* représentent à l'esprit, ne sont pas, par eux-mêmes, des symptômes fébriles. La fièvre peut exister sans eux; et lorsqu'ils se montrent dans son cours, ils la compliquent.

Toutefois, cette affection plus marquée d'un système peut, elle-même, être une affection générale : ainsi, la fièvre angéioténique est, dit-on, le produit immédiat d'une irritation portée sur le système vasculaire sanguin; mais ce système ne peut-il pas être irrité dans toutes ses parties à la fois? et quel est, excepté le tissu épidermique, celui qui ne reçoit pas de vaisseaux sanguins, ou que le sang ne pénètre pas dans certains états morbides? Quel est le vaisseau dans la composition duquel il n'entre pas quelque partie du tissu nerveux, sous quelque forme que ce soit? Le système vasculaire sanguin ne peut donc pas être affecté, sans que le système nerveux ne le soit également, et *vice versâ :* et l'affection générale de chacun de ces systèmes est celle de toute l'économie. Des fièvres angéioténiques et ataxiques peuvent donc être des maladies générales dans leur ensemble? Quant aux fièvres adynamiques, bien que l'on ait réuni

sous cette dénomination des maladies qui diffèrent entre elles sous des rapports essentiels, on
doit reconnaître que la plupart offrent les signes
les plus évidents d'une affection générale ; la stupeur universelle, la tendance des phlegmasies
précédentes ou concomitantes à une terminaison par gangrène, prouvent suffisamment cette
proposition, à laquelle nous donnerons plus de
développement par la suite.

En définitive, on ne pourrait assigner un siége
à la fièvre, que du moment où l'on cesserait de
la regarder comme une affection générale ; mais
peut-on considérer comme local, un état morbide composé de symptômes généraux ?

Si l'on observe les symptômes fébriles, d'après
les formes et les aspects divers sous lesquels ils
peuvent se présenter, on voit qu'ils ne sont,
dans l'origine, que des modifications extrêmes
de l'état physiologique : ils ne montrent que des
altérations de la sensibilité et de l'irritabilité, ou
des résultats présumables de ces altérations : car,
on ne prétendra pas sans doute, que le trouble
plus ou moins grand de la circulation ; le malaise ou les douleurs contusives, et l'augmentation ou la diminution de la chaleur générale, ne
puissent exister, séparément ou conjointement,
sans altération organique. Chaque fois qu'une

émotion vive accélère la circulation ; qu'un accès de colère trouble les fonctions intellectuelles et porte le désordre dans toute l'innervation, personne ne suppose que le cœur ou les vaisseaux, le cerveau ou les nerfs, soient lésés dans leur texture. La lésion d'une fonction ne doit donc pas nécessairement, et dans tous les cas, faire supposer l'altération des tissus de l'organe ou des organes qui l'exécutent. Quoi qu'il en soit, on observe toujours dans l'état fébrile une exaltation plus ou moins marquée des propriétés vitales, et les changements sensibles qui s'opèrent alors dans l'économie, semblent être le produit d'une réaction qui s'exerce sous l'influence du système nerveux. Un travail morbifique, inconnu dans sa nature, une lésion intime, une irritation, si l'on veut, se montre, dans les états fébriles très intenses, comme le phénomène qui est la cause de tous les autres. Cette lésion n'est pas bornée à une seule partie, elle paraît s'étendre à tous les appareils, à tous les tissus ; elle est générale, et lorsque la fièvre est parvenue à ce degré, la cause stimulante met en action les vaisseaux les plus déliés, les parties les plus élémentaires, les plus irritables ; les organes affectés exercent les uns sur les autres une action sympathique plus ou moins marquée, et le trouble devient universel.

Ces considérations doivent indiquer, que l'état pathologique le plus analogue à la fièvre est l'inflammation ; avec cette différence caractéristique, que celle-ci est toujours limitée et que l'autre ne l'est jamais. Cette analogie est si marquée, que l'observation la moins attentive suffit pour la faire reconnaître ; aussi, les mots *fièvre, pyrexie, inflammation, phlegmasie,* expriment-ils un caractère commun et prédominant, qui est la chaleur ; et cette augmentation de la chaleur n'est elle-même que le résultat des modifications de vitalité qu'éprouvent les parties où elle se fait ressentir. Ainsi, l'on peut dire que la fièvre est une inflammation générale à un faible degré, et l'inflammation une fièvre locale très intense. Quelques généralités sur l'inflammation comparée à l'état fébrile rendront cette analogie encore plus évidente.

Le mot *inflammation* est un terme abstrait, appliqué à des groupes de symptômes, à un état pathologique, dans lequel une altération ou une modification de la sensibilité, de la chaleur, de la circulation, de la couleur, et une augmentation de volume de la partie affectée, se retrouvent soit constamment, soit périodiquement, en plus ou moins grand nombre, comme phénomènes principaux. Ainsi, la douleur ou le mal-

aise , la chaleur, la rougeur, et la tuméfaction locales, forment l'essence de l'inflammation en
général, et concourent à former l'essence conventionnelle de chaque affection inflammatoire
en particulier. L'inflammation est plus ou moins
complète , suivant le nombre des symptômes qui
concourent à la produire.

Aucun des symptômes qui composent l'inflammation n'est, considéré séparément, absolument
incompatible avec la santé, car dans beaucoup
de cas, même pris au degré où ils concourent à
former la maladie, ils ne sont qu'une exaltation
ou une modification peu marquée de l'état normal des propriétés vitales de la partie qu'ils affectent. Du reste, puisqu'il n'y a point de limites
posées par la nature entre la santé et la maladie,
la chaleur plus grande d'une partie, une légère
rougeur, un peu de gonflement ou de malaise,
lorsqu'ils sont isolés, peuvent, tout au plus, être
regardés comme un état pathologique indéfini,
comme l'indication vague d'une lésion intime.
Cette lésion intime est l'essence véritable ou la
cause prochaine des symptômes inflammatoires,
mais sa nature est inconnue, et dire qu'elle est
le produit immédiat d'une altération de la sensibilité ou d'une exaltation de l'irritabilité, c'est
avouer notre ignorance ; nous ressentons la dou-

leur et la chaleur; nous voyons la partie se tuméfier ; les capillaires admettre une plus grande quantité de fluides; rien autre chose ne tombe sous nos sens.

Si nous observons maintenant la fièvre dite angéioténique ou inflammatoire, qui, à proprement parler, forme le type de l'état fébrile, nous trouvons ses principaux caractères dans la souffrance, la chaleur, l'éréthisme, la turgescence générale et les troubles de la circulation. Cette fièvre, et toutes celles qui participent à sa nature, offrent donc tous les symptômes de l'inflammation. A la vérité, chaque partie souffre peu ; l'intensité d'action de la cause est-elle en raison inverse de son étendue ? ou bien, la réaction s'opère-t-elle avant que cette cause ait acquis tout son accroissement possible ?

Si le tissu de la partie enflammée éprouve des modifications, il est très probable que la composition des fluides en éprouve également. Il est certain du moins, que lorsqu'une affection locale aiguë exerce sur l'économie une influence assez grande pour produire une réaction générale, le sang finit par présenter partout des modifications, des changements, des propriétés nouvelles ou plus marquées. Dans les fièvres inflammatoires, dites essentielles, ou dans celles qui offrent le

plus grand nombre de symptômes propres à ces
fièvres, on observe la même chose ; le sang devient plus vermeil, plus léger, plus coagulable,
et la circulation paraît être activée dans tous les
tissus. Nous verrons par la suite, qu'il y a des états
fébriles dans lesquels le sang est dans des conditions tout-à-fait opposées.

Quoique le mot *inflammation* serve généralement à qualifier des affections caractérisées
par la chaleur, la rougeur, la douleur et la tuméfaction locales, ces mêmes symptômes se re-
trouvant, à quelque degré que ce soit, dans toutes
les maladies qui ont pour cause une exaltation
des propriétés vitales, la plupart de ces maladies
se présentent sous l'aspect d'un état inflammatoire plus ou moins complet, plus ou moins
marqué : d'où il suit, que les variétés de l'inflammation sont infiniment nombreuses : aussi
les mots *excitation, stimulus, irritation, phlogose, phlegmasie*, et toutes les autres dénominations données à différents modes de l'état inflammatoire, ne sont-ils que des termes abstraits,
qui n'indiquent que d'une manière vague, et toujours arbitraire, le degré de l'affection ou sa nature.

Il en est de même de l'état fébrile : il n'est
pas moins varié dans sa composition, et il suffit
également de quelques symptômes généraux

pour le caractériser. Les considérations précédentes sont donc applicables à la fièvre aussi bien qu'à l'inflammation.

Ainsi, l'état inflammatoire et l'état fébrile, étant composés de symptômes de la même nature, forment, à l'étendue près, une affection analogue sous un nom différent. Les phlegmasies produisent la fièvre, l'état fébrile ou sa cause détermine souvent, ainsi que nous le verrons plus loin, l'apparition de phlegmasies, et probablement toujours des désordres locaux moins graves, que l'on ne peut reconnaître d'une manière positive ni pendant la vie ni après.

On observe dans les fièvres et dans les phlegmasies, des terminaisons, je ne dirai pas analogues, mais souvent correspondantes; telles sont: la cessation soit subite, soit graduelle et insensible des symptômes; une résolution ; l'affection particulière et plus intense d'un organe ou d'une partie, et quelquefois le passage de cette affection à l'état chronique. Mais le phénomène le plus commun dans les fièvres aiguës continues, qu'autrefois on appelait humorales, est la diminution ou la disparition des symptômes, précédée, accompagnée ou suivie d'une augmentation, d'une altération de quelque sécrétion ; d'une hémorragie, d'un exanthême. Des mé-

decins prétendent aujourd'hui , que ces phénomènes regardés par les plus habiles observateurs,
comme critiques , comme la cause ou l'une des
causes de la guérison , sont le résultat exclusif
de la cessation du trouble excité par une phlogose de viscères ; trouble , pendant lequel, di-
sent-ils, le travail des sécrétions a été d'autant
plus complétement suspendu , et après lequel il se
rétablit avec d'autant plus d'énergie , que l'irritation des organes digestifs était plus intense.
Autant vaudrait-il dire que la suppuration qui
s'établit dans certaines affections locales , n'est
que le résultat de la diminution d'irritation qui
se manifeste. Et en effet, si la crise n'est jamais
autre chose que la diminution de l'irritation des
parties centrales de l'économie , l'excitation des
organes sécréteurs qui se trouvent sous l'influence
des viscères affectés , ne doit pas être augmentée,
et dès lors le produit des sécrétions ne doit pas
être plus abondant que dans l'état physiologique. Ce produit ne doit jamais , en pareil cas ,
être altéré dans sa couleur, son odeur, son
goût, sa consistance et sa composition. Si des
crises ne sont qu'un changement, une métastase d'irritation, ce qui, dans certains cas, paraît incontestable ; il en est d'autres, dans lesquelles une irritation très intense disparaît,

sans que l'on puisse observer dans les organes
par lesquels s'opèrent des sécrétions plus abon-
dantes , altérées ou insolites, autre chose qu'une
simple augmentation d'action, qui est loin de
présenter les caractères d'une irritation compa-
rable , sous aucun rapport, à celle qui a disparu. Enfin , si la maladie est toujours terminée
par le seul fait de la disparition totale, ou par
la métastase de l'irritation , comme on le voit
dans des affections spasmodiques , et des fièvres
intermittentes , on ne conçoit ni la cause, ni le
but , ni l'utilité de cette augmentation ou de
cette altération de sécrétion , que l'on observe si
communément dans la terminaison des phlegmasies et des fièvres continues qui participent le
plus à l'état inflammatoire. Mais cette augmentation , ce trouble, cette altération de sécrétion ,
dont les matériaux viennent du sang, doit nécessairement causer des changements dans l'é-
conomie, car la composition du fluide, qui abandonne certains principes et qui en retient d'autres, doit être modifiée, et son action sur les solides ne doit plus être la même. Nous n'en dirons
pas davantage, puisque cette seule considération
prouve qu'il y a des crises qui sont autre chose ,
ou quelque chose de plus qu'une simple disparition ou qu'un changement de lieu de l'irritation.

Sans nous arrêter aux phlegmasies intermittentes, nous dirons qu'elles diffèrent en général des phlegmasies continues : 1° par l'intermittence même ; 2° par l'intensité plus grande de la douleur, relativement aux autres symptômes inflammatoires ; 3° par le traitement curatif, basé particulièrement sur l'emploi du quinquina ; 4° par l'absence d'altération appréciable des tissus et de suppuration, tant que la maladie conserve un type intermittent régulier ; 5° enfin, nous ajouterons que les maladies de cette nature, même les plus intenses et les plus douloureuses, ne produisent jamais l'ensemble complet des symptômes fébriles.

Les symptômes fébriles prennent aussi le type intermittent ; mais les fièvres intermittentes et les fièvres continues diffèrent entre elles d'une manière moins prononcée, parce que les symptômes qui constituent les affections générales, ne pouvant jamais être portés au même degré d'intensité que ceux des affections locales, présentent des nuances plus difficiles à saisir. On pourrait donc, avec plus de raison, regarder comme identiques les symptômes fébriles continus et les symptômes fébriles intermittents.

La division des maladies en primitives ou idiopathiques , et secondaires ou symptomatiques ,
a été appliquée aux fièvres, d'après les considérations suivantes , fondées sur la simple observation des symptômes : 1° les symptômes fébriles
peuvent exister seuls , et former conséquemment
l'essence , ou du moins ce qu'il y a de plus notable , tout ce qu'on peut connaître de positif sur
l'état pathologique actuel ; 2° ils peuvent se join-
dre, dans leur cours , à ceux d'une autre affection ; 3° ils peuvent précéder les symptômes de
toute autre maladie, ou survenir dans son cours.

Dans le premier cas , la fièvre est dite primitive , idiopathique, essentielle. Elle est simple,
lorsqu'aucune partie, aucun tissu, aucun système ne paraît être plus fortement affecté que
les autres.

Dans le second , la maladie est modifiée par
une affection ou un état concomitant ou consé-
cutif ; elle prend alors son nom des symptômes
primitifs ou prédominants, et sa qualification de
l'état particulier qui les accompagne : telles sont
les fièvres *inflammatoires , bilieuses , muqueuses , etc.* , qui sont également regardées comme
primitives , soit à cause de la prédominance des
symptômes fébriles , soit parce que l'on ne con-
naît bien positivement ni la nature de l'affection

qui les complique, ni le degré d'influence que cette affection exerce dans leur production.

Dans le troisième, l'apparition des symptômes fébriles précède toujours celle d'une autre affection, qui les complique, les modifie, et quelquefois les termine; comme on le voit dans certains érysipèles, et des fièvres exanthématiques. Ces fièvres sont-elles primitives dans leur origine? Cela est probable, mais ce n'est pas ici le moment de traiter cette question. Enfin, dans le cas où les symptômes fébriles surviennent dans le cours d'une autre affection, et paraissent en être le produit, la fièvre est symptomatique, secondaire.

On entend donc par ces mots, *fièvre essentielle*, *primitive*, *idiopathique*, un état pathologique dans lequel les symptômes fébriles ne paraissant être le produit d'aucune autre affection, ou forment seuls la maladie, ou en constituent les symptômes primitifs et prédominants. Cependant, les symptômes fébriles ne sont qu'un produit, que l'effet sensible d'une cause immédiate quelconque, et le nom de fièvre, donné à la réunion de ces symptômes, vient de l'un d'entre eux, l'augmentation de la chaleur générale; de même que les mots *inflammation*, *phlegmasie*, dérivent de la chaleur et de la rougeur que l'on observe dans les phlegmasies aiguës. Mais, prises chacune en particulier, et indépendamment des autres symptômes, la chaleur générale et la chaleur locale, ainsi que la rougeur, ne sont ni la fièvre ni l'inflammation ; seules elles n'en forment pas l'essence, car ces deux mots ne sont applicables qu'à une réunion, à une série de symptômes ; or, dans la fièvre comme dans l'inflammation, ces symptômes réunis ne peuvent former une maladie primitive, qu'autant qu'ils sont le résultat immédiat d'une cause soit générale, soit locale ; et dans l'un comme dans l'autre état pathologique, le siége principal de la maladie doit toujours être le point sur lequel la cause agit immédiatement. Il suit de là que, si cette cause produit la fièvre, en agissant primitivement et constamment d'une manière locale, il n'y a plus de fièvre que l'on puisse considérer comme une maladie essentielle ou primitive ; ce n'est plus qu'une affection locale à laquelle les symptômes fébriles sont subordonnés ; il n'y a plus de maladie que l'on puisse caractériser par le mot *fièvre*.

Mais existe-t-il des causes qui agissent ou qui puissent agir d'une manière générale sur l'économie ?

On ne peut chercher constamment et exclusivement la cause prochaine de l'état fébrile dans les solides, qu'après avoir prouvé qu'elle ne doit pas exister, et qu'elle n'existe pas dans les fluides, et surtout dans le sang, humeur qui, n'étant pas le produit d'une sécrétion particulière, circule à la fois partout. La composition du sang doit donc être plus variable encore que celle de l'urine et de la plupart des humeurs sécrétées dont il fournit les matériaux ; elle peut être modifiée ou altérée sans irritation, sans inflammation préalable, d'après une simple modification de la vitalité des tissus, par des causes formées et développées en nous-mêmes : ainsi, par des affections diverses du foie, de la rate, des organes digestifs ; par des suppressions brusques de sécrétions, soit habituelles, soit accidentelles. Quant aux causes extérieures, elles ne sont ni moins nombreuses ni moins faciles à reconnaître, car je ne pense pas que l'on puisse mettre en doute l'action de l'air sur le sang dans le poumon ; et en effet, l'air atmosphérique, absolument nécessaire à la sanguification, peut présenter des propriétés très diverses, soit par excès, soit par défaut de quelques uns de ses principes ; il peut en outre servir de véhicule à un grand nombre d'émanations plus ou moins délétères ; il agit directement sur un fluide doué de la vie à un degré notable, et il modifie évidemment ses propriétés. En général, il n'exerce d'action sur la peau que par sa température, et dans des cas où sa composition éprouve une alté-ration remarquable, comme dans de grands ras-semblements d'hommes sains ou malades, il est reçu comme à l'ordinaire dans les voies aériennes, les seules sur lesquelles il puisse por-ter de l'irritation. Ces propositions sembleront peut-être mériter une attention plus particu-lière, si l'on veut considérer que toutes les ma-ladies auxquelles on a donné la qualification de fièvres *essentielles* ou primitives, ont été obser-vées sous la forme d'épidémie, et que par con-séquent leur existence était intimement liée à l'état de l'atmosphère ; que la plupart de ces ma-ladies présentent, dans leur cours, des mouve-ments critiques ; que beaucoup, parmi les plus graves, sont accompagnées d'éruptions de diverse nature, et peuvent se communiquer par infec-tion ; et enfin, que sous plusieurs rapports, et surtout relativement à la manière d'agir de leurs causes, il serait possible d'établir des rappro-chements assez marqués entre ces maladies, et la variole, la rougeole et la scarlatine.

On contestera sans doute, dans beaucoup de cas, l'altération du sang, son action comme cause générale, et la possibilité que des symp-tômes généraux se manifestent avant qu'un organe ait été affecté. Je vais d'abord répondre à la première objection, par un exemple qui, s'il n'est pas le plus favorable possible à la proposition dont il s'agit, est au moins un de ceux qui se présentent le plus fréquemment dans la pratique. Lorsque, par un refroidissement de l'atmosphère, la transpiration est lentement diminuée, il s'établit une action plus vive dans un organe dont les fonctions sont succédanées de celles de la peau : ainsi, l'urine devient plus abondante, et il ne survient aucun trouble dans l'économie. Si, au contraire, la transpiration est brusquement supprimée, les fonctions de la peau, considérée comme organe sécréteur, sont suspendues, et les matériaux qui devaient former l'humeur transpirée, restent dans la circulation ; il s'établit une pléthore générale, la fièvre se déclare, et se termine au bout de vingt-quatre ou quarante-huit heures, après une hémorragie nasale, ou une sueur abondante, sans qu'aucun organe ait paru être plus particulièrement affecté que les autres.

Que sont devenus, immédiatement après le refroidissement, ces matériaux qui devaient former la transpiration? Vers quel point de l'économie se sont-ils portés? Se sont-ils séparés du sang, qui devait les fournir, pour aller tour-

menter de préférence un organe particulier ?
S'ils sont restés dans le sang, pourquoi auraient-
ils affecté une partie sans atteindre les autres ?
Pourquoi, au lieu d'une fièvre inflammatoire
sans signe d'affection locale, ne s'est-il pas manifesté d'abord soit une angine ou une pneumonie, soit un catarrhe bronchique ou intestinal, d'après lesquels on aurait voulu se rendre
compte de la cause immédiate des symptômes
généraux ? Je pourrais m'étendre davantage sur
ces propositions, mais je me bornerai à les sou-
mettre à la réflexion du lecteur, ainsi que les
questions suivantes :

1° Des altérations du sang, produites soit par
des causes intérieures ou constitutionnelles,
soit par des causes extérieures, ne sont-elles pas
évidentes ? ainsi, le sang veineux ne présente-t-il
pas dans la pléthore et les fièvres dites inflammatoires, un autre aspect, d'autres propriétés
apparentes, que dans l'asphyxie par le gaz acide
carbonique, le scorbut, et certaines fièvres putrides ou adynamiques, lorsque la gangrène ou
les hémorragies se manifestent ? N'est-il pas
plus vermeil, plus consistant, plus coagulable,
plus chaud, plus léger dans le premier cas,
noirâtre et fluide dans le second ?

2° Le sang, fluide doué de la vie à un degré

quelconque, conserve-t-il, lorsqu'il est altéré ou modifié dans sa composition, les mêmes rapports de vitalité avec les parties qui le contiennent, ou auxquelles il se distribue? Ne peut-il pas, dans quelques circonstances, être plus ou moins stimulant; et ces altérations du sang ne coïncident-elles pas constamment avec un état particulier des solides? Les propriétés vitales et l'aspect de ces derniers sont-ils les mêmes dans la pléthore et la fièvre inflammatoire, que dans l'asphyxie, le scorbut et divers typhus? Est-ce toujours sur les solides que les causes morbifiques agissent? Dans l'asphyxie, par exemple, le sang n'est-il pas seul soumis à l'action de ces causes? Un individu plongé dans la vapeur du charbon, mais qui respirerait un air pur, serait-il asphyxié? Enfin, le sang plus ou moins stimulant par lui-même, ne peut-il pas encore servir de véhicule à des causes morbifiques qui peuvent être considérées comme générales ?

L'existence de causes générales est donc probable; il ne répugne point à la raison d'y croire, et il est facile de concevoir le développement de fièvres primitives produites par ces causes, surtout en comparant la fièvre à l'inflammation; car, sous quelque rapport que l'on considère ces deux états morbides, on trouve toujours, à l'étendue et à l'intensité près , les rapprochements les plus marqués ; ainsi, un corps irritant appliqué à la peau détermine l'inflammation idiopathique de la partie sur laquelle il agit. Si une altération du sang fait naître l'irritation dans toutes les parties auxquelles il se porte , cette irritation , malgré son étendue , ne sera-t-elle pas également idiopathique, surtout si la cause première de l'altération du fluide est étrangère à l'économie? Tels seraient des aliments de mauvaise nature , un virus ou un venin introduit sous la peau , des gaz délétères respirés. Dans l'irritation produite par une cause externe , cette cause exerce directement son action sur une partie déterminée; dans la fièvre, elle peut agir aussi directement sur toutes les parties à la fois ; car la plus simple observation prouve que , dans beaucoup de cas , des substances nutritives, ou même irritantes , conservent , dans les humeurs circulantes qui leur servent de véhicule , quelques unes des propriétés qui les caractérisent hors de l'économie, telles que le goût et l'odeur. En définitive, si des substances, soit vénéneuses, soit virulentes, appliquées à une partie, produisent une phlegmasie , une affection locale, pourquoi d'autres substances, admises dans la circulation, ne pourraient-elles pas produire une irritation générale ?

En admettant l'existence d'une cause générale, de quelque nature qu'elle soit, on peut concevoir le développement de certaines fièvres, indépendamment de l'action sympathique d'une partie ou d'un organe sur tous les autres. On doit reconnaître cependant que cette cause, bien que susceptible d'agir sur toutes les parties à la fois, peut déterminer l'apparition des symptômes fébriles, avant d'être parvenue à son entier développement : elle peut agir plus fortement sur une partie que sur les autres, ou successivement sur plusieurs ; et aussitôt qu'une partie ou qu'un organe souffre, il exerce sur d'autres une influence sympathique plus ou moins étendue, plus ou moins marquée. Il est donc impossible de prouver, par ce seul moyen, que les symptômes fébriles soient jamais le résultat immédiat d'une affection absolument générale, pas plus qu'il n'est possible de connaître, par les seuls symptômes généraux, le siége et l'étendue d'une affection locale qui ne tombe pas sous les sens ; car, soit dans la fièvre, soit dans l'inflammation, il y a toujours des circonstances où l'on ignore le point précis où l'irritation commence, et celui où elle finit ; quelle est la partie primitivement irritée, et quelle est celle qui ne l'est que secondairement ; parce que ni la cause, ni son mode d'action, ni les parties sur lesquelles elle agit, ne peuvent, dans tous les cas, être soumis à nos moyens d'investigation.

Mais, en supposant même qu'une cause générale commençât toujours par exercer son action sur un point avant d'agir sur l'ensemble des parties, suivrait-il que ce point dût nécessairement être regardé comme le siége d'une affection à laquelle se rattacheront tous les symptômes généraux ou locaux qui se manifesteront par la suite? Ce serait à peu près comme si l'on disait que les boutons varioleux qui paraissent aux jambes sont symptomatiques de ceux qui se sont montrés à la tête : qu'importe qu'une partie soit affectée la première ou la dernière, si cette affection n'exerce qu'une influence secondaire sur celle des autres parties ; si la souffrance de tous les organes dépend de l'action directe et primitive d'une cause commune et générale ? Nous avons donc des motifs suffisants pour admettre cette proposition : *Il y a des causes qui, agissant à la fois sur tout l'organisme, peuvent produire des maladies aiguës, générales, des états fébriles, dans lesquels l'affection primitive d'aucune partie ne peut être regardée comme la cause immédiate de l'ensemble des symptômes qui se manifestent.* Et cette question sera complétement résolue au moyen de celle qui suit :

Les symptômes fébriles, ou, si l'on veut, l'état fébrile en général, n'est-il jamais que le résultat immédiat d'une affection locale ?

Il faut d'abord remarquer que ce mot *affection* est un terme des plus abstraits, applicable à tous les états pathologiques possibles. Or, comme toutes les affections ne sont pas susceptibles de produire les symptômes fébriles, nous prévenons que toutes les fois que nous nous servirons de cette expression, *affection locale,* prise pour cause de phénomènes généraux, nous voudrons parler seulement d'un état morbide qui se présente sous l'aspect et avec les caractères d'une inflammation bien marquée, ou du moins qui s'en rapproche assez pour exercer une influence notable et directe sur les propriétés vitales dans toute l'économie ; car les affections de cette nature sont les seules qui puissent par elles-mêmes déterminer d'une manière immédiate l'apparition des symptômes fébriles.

Les symptômes locaux qui accompagnent le plus constamment la fièvre en général, sont ceux qui indiquent la souffrance des principaux centres nerveux, et conséquemment des viscères contenus dans la tête, le thorax, et l'abdomen. Aussi, soit que l'exercice des fonctions soit porté au delà de son état normal, soit qu'il reste en-deçà , il est toujours plus ou moins troublé. Mais il ne suit pas de là que l'on doive placer le siége de la cause prochaine de la fièvre dans la tête, plutôt que dans la poitrine ou dans l'abdomen , et réciproquement ; car les symptômes qui constituent cet état pathologique , doivent être plus marqués dans les parties les plus sensibles et les plus irritables, sans que l'on puisse supposer que ces parties, plus affectées en vertu de leur organisation, le soient plus primitivement ; sans que la réaction plus notable qu'y font naître les causes morbifiques, porte à croire que ces causes exercent sur elles une action plus forte , plus constante ou plus directe que sur toutes les autres. Et en effet la céphalalgie, le trouble des fonctions intellectuelles , l'accélération de la respiration et des mouvements du cœur, la douleur épigastrique, l'état de la langue, les nausées, les vomissements; symptômes locaux qui, dans les fièvres , indiquent l'état morbide primitif ou sympathique des viscères contenus dans les trois cavités splanchniques , peuvent exister simultanément; et dans beaucoup de cas, il devient fort difficile, pour ne pas dire impossible, de décider lequel a paru le premier, et surtout quelles sont les parties dont l'influence a été primitive , ou est actuellement prédominante : et d'ailleurs, la fièvre peut exister sans qu'il se manifeste aucun symptôme d'affection locale. Il faut donc d'autres moyens que l'observation des symptômes, pour parvenir à savoir si l'état fébrile est le produit immédiat et constant de l'affection d'une partie déterminée. D'un autre côté, si l'on a recours à l'ouverture des cadavres, on n'arrive pas à un résultat beaucoup plus satisfaisant, car on trouve des lésions de tissu dans la tête, dans la poitrine et dans l'abdomen ; et l'on ignore toujours à quelle époque de la maladie ont commencé les affections qui les ont fait naître, lorsqu'aucun symptôme local ne s'est manifesté.

On dira peut-être que la plupart des fièvres dites essentielles présentent une affection plus marquée du système vasculaire sanguin, de l'appareil digestif, du système nerveux ; j'en conviens, et c'est avec raison sans doute que l'on a qualifié ces états fébriles, d'après les phénomènes particuliers qui les compliquent, ou le caractère qui les distingue ; mais ces fièvres dites *essentielles* sont des maladies complexes, et la pléthore, l'embarras gastrique, l'état adynamique, ainsi que les désordres nerveux ou ataxiques, ne sont, comme on l'a déjà dit, ni les symptômes qui constituent l'état fébrile, ni la cause qui les produit dans tous les cas. D'ailleurs, si l'on veut absolument, d'après l'observation de ces maladies, assigner un siége à la cause prochaine de l'état fébrile, il faudra le placer tantôt dans le système vasculaire sanguin, tantôt dans l'appareil digestif, ou enfin dans le système nerveux ; et c'est ce que l'on a déjà fait : mais alors même, aussitôt qu'aucun appareil, aucun tissu ne paraît être exclusivement ou plus fortement affecté dans une de ses parties ; toutes les fois que des symptômes particuliers n'indiquent pas l'existence d'une affection locale, on ne sait plus rien de positif sur le siége de la cause de la fièvre, et il n'y a pas de raison pour ne pas regarder l'appareil fébrile comme le produit immédiat d'une excitation générale. Il faut donc d'abord établir en principe que le siége de l'affection locale soit primitive, soit secondaire, que l'on suppose produire la fièvre est toujours le même ; et comme beaucoup de maladies fébriles complexes, telles que les fièvres dites bilieuses et muqueuses, présentent pour caractère principal un état morbifique particulier des organes digestifs ; que d'un autre côté, des symptômes gastriques, plus ou moins marqués, accompagnént presque tous les états fébriles ; que l'action des médicaments est communément dirigée vers l'estomac et les intestins, et que l'ouverture des cadavres fait découvrir, le plus souvent, des lésions de tissu dans l'estomac, et surtout dans les intestins grêles, on ne manque pas absolument de motifs qui, s'ils ne sont pas suffisants pour déterminer à fixer le siége de la cause prochaine de l'état fébrile dans le tube digestif plutôt que dans toute autre partie, méritent du moins un examen particulier.

Nous allons donc, en faisant abstraction de l'affection présumable ou évidente des autres parties intérieures, supposer que la cause prochaine de la fièvre est toujours dans l'estomac et dans les intestins, et nous chercherons dans l'observation des symptômes, l'action diverse des médicaments, et l'ouverture des cadavres, les moyens propres à combattre cette hypothèse.

I. Nous ne discuterons pas la valeur de chacun des symptômes qui caractérisent les phlegmasies gastriques et intestinales aiguës, tels que la tension, la douleur locale, les hoquets, les éructations, les vomissements, mais surtout l'état du pouls, qui est toujours d'autant plus vif, petit, serré et fréquent, que l'irritation de l'estomac et des intestins est plus intense. Plusieurs de ces symptômes peuvent exister sans qu'il y ait de gastrite ou d'entérite aiguë ; mais s'il ne s'en manifeste aucun, on peut affirmer qu'il n'y a pas, dans l'estomac, ni dans les intestins, une phleg-

masie capable de produire la fièvre. Nous ne par-
lerons pas davantage de l'anorexie, de la soif,
de l'enduit variable qui recouvre la langue, symptômes beaucoup moins graves, qui accompagnent
communément l'état fébrile ; car, non seulement
aucun de ces symptômes, ainsi que de ceux qui
indiquent les phlegmasies gastriques, n'est constant dans l'état fébrile, mais on voit même la
fièvre exister évidemment sans qu'il s'en manifeste un seul. Enfin, toutes les fois qu'ils ne paraissent qu'après le développement des symptômes généraux, ce qui arrive fort souvent, on
doit penser que l'état morbide qui les produit
n'est que secondaire ; et ces propositions sont
en rapport avec les faits ; car on voit des individus qui éprouvent le désir des aliments, et chez
lesquels les fonctions digestives s'exécutent bien,
tandis qu'il existe des symptômes fébriles très
marqués. On ne peut pas admettre qu'une phlegmasie aiguë, que l'on suppose capable de produire
la fièvre, soit compatible avec l'exercice régulier
des fonctions de l'organe malade ; il faut donc
reconnaître que l'affection de l'estomac et de la
partie supérieure du tube intestinal n'est point
la cause immédiate, constante et nécessaire des
symptômes fébriles.

L'observation des symptômes est donc bien

loin de donner la preuve de l'existence d'une phlegmasie gastrique ou intestinale, dans tous les états fébriles. Voyons si le résultat de l'action des médicaments et celui des ouvertures de cadavres prouveront davantage.

II. Les toniques administrés dans les fièvres qui présentent une excitation prédominante de l'appareil circulatoire, augmentent l'intensité des symptômes généraux. Les moyens adoucissants produisent un effet contraire; mais cela ne prouve pas que ces symptômes soient causés par une phlegmasie des voies gastriques. Toutes les fois qu'une substance ne détermine pas, dans la partie à laquelle on l'applique, une sensation pénible, désagréable ou douloureuse; lorsqu'elle n'apporte évidemment aucun changement dans l'état actuel de cette partie, il n'y a pas de raison de croire qu'elle y produise un effet quelconque, et surtout qu'elle y fasse naître une irritation capable d'exercer la moindre influence sympathique. Or, dans l'état fébrile, les substances introduites dans l'estomac peuvent ne plus stimuler de la même manière des organes dont la sensibilité particulière, modifiée ou altérée, obéit à l'impulsion générale; mais il est bien rare qu'elles y produisent un degré relatif d'excitation plus élevé que dans l'état de santé; on voit

bien plus souvent, au contraire, les parties su-
périeures du conduit alimentaire devenir moins
sensibles à l'action de substances qui les stimu-
laient auparavant. Dans la fièvre inflammatoire,
maladie qui présente toujours un appareil fébrile très intense, les boissons acidulées, et
même le vin chaud, dont quelques individus
abusent en pareil cas, ne déterminent aucune
sensation pénible, et le pouls, au lieu de devenir petit, vif, fréquent, serré, acquiert plus de
développement; la sueur générale devient plus
abondante, ce qui n'aurait pas lieu si la membrane muqueuse de l'estomac était le siége d'une
irritation particulière, ou si, par toute autre
cause, sa sensibilité était exaltée de la même
manière qu'elle l'est dans les autres phlegmasies aiguës. Dans la gastrite aiguë, au contraire,
les boissons les plus douces sont rejetées par le
vomissement, et celles qui sont stimulantes,
même au plus léger degré, produisent un sentiment de chaleur âcre dans l'estomac.

Comment expliquer la promptitude avec laquelle l'estomac réagit quelquefois sur toute
l'économie? Que doit-on conclure de l'action de
certaines substances délétères, et des effets divers de l'ivresse?

Qu'un individu se trouve faible, quelques

gouttes d'une liqueur spiritueuse , dont il sentira de suite l'action dans l'intérieur, lui rendront des forces pour un moment ; c'est un effet particulier semblable à celui où un peu d'eau froide jetée au visage dissipe un évanouissement : la substance excitante n'agit d'abord que par le simple contact.

Les poisons corrosifs et certains aliments , tels que les moules et les champignons , font quelquefois paraître des taches et des exanthêmes à la peau , mais jamais assez promptement pour que l'on ne puisse supposer que l'absorption de principes délétères ait eu lieu.

On a prétendu que l'ivresse suivait quelquefois instantanément l'ingestion d'une liqueur spiritueuse ; mais j'en appelle à tous les physiologistes de bonne foi , pour dire si , dans tous les cas où l'ivresse paraît, il ne peut pas y avoir eu une quantité suffisante de liqueur absorbée. Si l'action des liqueurs spiritueuses ne s'exerçait jamais , uniquement et absolument, que sur la membrane muqueuse de l'estomac, toute ivresse devrait en effet suivre immédiatement l'ingestion du fluide enivrant , car on sait que l'action des stimulants de cette nature est instantanée sur la membrane qui les reçoit ; que cette action émousse constamment la sensibilité , et finit

même par la détruire lorsqu'elle est habituelle.
Cependant les acides végétaux ne causent pas
l'ivresse, même pris à une dose et à un état de
concentration où ils sont insupportables à l'estomac : les acides minéraux ne la produisent pas
davantage, même dans des cas où ils peuvent
désorganiser les tissus. Mais si des substances
très irritantes n'enivrent pas, d'autres substances
qui ne stimulent pas directement les organes, ou
qui les stimulent peu, ont la propriété d'enivrer,
et ce sont celles dont l'absorption est la plus
prompte, ou qui se volatilisent le plus facilement.
Il n'est même pas nécessaire que certaines substances soient portées dans l'estomac pour que
l'ivresse ait lieu ; la vapeur qui s'élève des liqueurs spiritueuses suffit quelquefois ; l'inspira-
tion seule de certains gaz et d'un grand nombre
d'émanations odorantes, suffit également pour
produire des symptômes d'ivresse. Il y a donc,
en général, dans cet état autre chose que l'irritation de la muqueuse gastrique ; ce n'est donc
pas uniquement et absolument, par leur action
stimulante sur cette membrane, que les liqueurs
spiritueuses enivrent. Tout concourt à prouver
que, dans le plus grand nombre de cas, la substance enivrante est absorbée ; qu'elle circule
avec le sang qui peut la recevoir dans le poumon

même ; qu'elle peut stimuler toutes les parties puisqu'il y a des circonstances où elle leur communique son goût et son odeur. On sait que l'urine et le lait, dont le sang fournit immédiatement les matériaux, contractent quelquefois très promptement une odeur et des propriétés diverses, suivant la nature des substances qui ont été soumises à l'action des organes digestifs. Actuellement, si l'on considère que l'ivresse présente des symptômes généraux, de divers caractères et à divers degrés, jusqu'au point d'offrir l'aspect de certaines fièvres continues ; on conviendra que ce n'est point une proposition hasardée de dire : *Que des maladies fébriles peuvent être produites par des altérations ou des modifications du sang, ou enfin par des causes dont le sang est le véhicule.*

Que les toniques et les excitants augmentent l'intensité de quelques états fébriles, c'est une chose incontestable, et je ne pense pas qu'aucun médecin les ait jamais conseillés dans tous les cas indistinctement : mais avant de prétendre que cet effet n'est jamais produit qu'en vertu d'une irritation directe et primitive de la membrane muqueuse gastrique enflammée, il faudrait avoir prouvé d'abord que cette inflammation existe ; que les principes stimulants des

substances soumises à l'action des organes digestifs n'ont pas été absorbés, et qu'au moyen
de la circulation ils ne sont pas capables de
produire une excitation générale. Jusque-là je
crois que l'on peut conclure de ce qui précède
que l'augmentation d'intensité des symptômes
généraux, produite par l'emploi des toniques
dans certaines maladies fébriles, ne prouve point
l'existence d'une phlegmasie gastrique, mais que
ce fait vient à l'appui de cette proposition généralement admise, que la composition du sang
peut être primitivement modifiée ou altérée par
les substances alimentaires ou médicamenteuses,
et de celle précédemment énoncée, que l'altération du sang peut produire la stimulation générale, qui, dans beaucoup de cas, est la cause
immédiate de l'état fébrile.

III. Les altérations de tissu que l'on trouve le
plus ordinairement dans les voies alimentaires
après l'état fébrile, sont : 1° des taches d'une
étendue variable, d'une couleur plus ou moins
foncée ; 2° des ulcérations ; 3° dans quelques
cas qui ont toujours été indiqués par des symptômes locaux, des invaginations plus ou moins
étendues ; 4° la tuméfaction et la rougeur des
glandes mésentériques. Généralement, on ne
trouve des traces bien marquées d'inflammation

aiguë, que lorsque la fièvre a parcouru rapidement ses périodes, et qu'elle a été accompagnée
jusqu'à la mort, d'un état pléthorique et de
symptômes inflammatoires généraux évidents.
Dans les circonstances opposées, c'est-à-dire
lorsque l'état fébrile a été prolongé, et que le
malade meurt dans l'épuisement, avec la diar-
rhée et les autres symptômes particuliers d'affection abdominale, l'estomac et les intestins sont
pâles à l'extérieur, et l'on trouve aussi rarement
des lésions de tissu dans le premier, que l'on
rencontre communément des ulcérations et des
taches dans les autres, surtout vers la terminaison de l'intestin grêle. Toutefois, ces lésions
n'existent pas toujours, même dans des cas où
les symptômes fébriles ont été très intenses.

Il faut observer que l'on n'a presque jamais
l'occasion d'ouvrir des individus morts de fièvres
inflammatoires, bilieuses et muqueuses simples,
parce que, le plus souvent, ces maladies ne deviennent mortelles que lorsqu'il se développe
dans leur cours une affection locale grave, qui
change les caractères de la maladie primitive,
en produisant des symptômes, soit adynamiques, lorsqu'elle a son siége dans l'abdomen,
soit ataxiques, losqu'elle existe dans la tête, ou
qu'elle agit sympathiquement sur l'encéphale.

Dans des cas très rares , on ne trouve de lésion de tissu nulle part ; d'où suit nécessairement cette proposition : s'il existe des cas , quelque rares qu'on les suppose , où malgré des recherches exactes, on ne trouve aucune trace d'inflammation ni de lésion cadavérique , après un état fébrile bien prononcé , c'est qu'il y a des fièvres qui ne sont produites par aucune affection locale. On a prétendu que les altérations de texture pouvaient disparaître après la mort : cela est vrai dans quelques cas , mais non dans celui dont il s'agit. On voit quelquefois disparaître une rougeur , une phlogose de la peau , des membranes muqueuses et séreuses ; un érysipèle sans fièvre , ou dont la fièvre a précédé l'apparition ; le sang appelé passagèrement dans ces parties par une douleur, par une irritation très légère , très récente ou nerveuse , en est éloigné soit par son propre poids , soit par l'élasticité des parois vasculaires , soit enfin par toute autre cause physique ; ou si l'on veut même par un reste d'absorption qui ne peut subsister long-temps après la vie : mais une véritable altération des tissus , telle qu'il doit s'en former, et qu'il s'en forme en effet, dans toute affection locale capable de produire pendant plusieurs jours des symptômes fébriles graves , est autre chose qu'une simple rougeur ou un léger gonflement ; elle ne peut s'effacer que par suite de mouvements organiques, agissant dans un sens contraire à ceux qui l'ont produite. Ainsi, toutes les fois qu'une affection locale disparaît complétement après la mort, on peut être certain qu'elle n'était pas la cause immédiate de l'état fébrile. Je sais combien d'objections on peut faire à cette dernière proposition ; on citera sans doute des érysipèles, des angines, des pleurésies, des pneumonies, qui ont produit des symptômes locaux bien marqués, et dont on n'a pas trouvé de traces dans le cadavre ; mais ces affections qui sont du nombre des maladies dont les symptômes fébriles précèdent le plus communément l'apparition, étaient secondaires : jamais les affections locales accessibles à nos sens, et qui ont évidemment produit la fièvre, ne disparaissent entièrement après la mort.

Les symptômes locaux que produit l'affection des organes encéphaliques et thoraciques peuvent précéder ou accompagner l'état fébrile, aussi bien que ceux qui caractérisent la souffrance particulière et primitive de l'estomac et des intestins ; ils peuvent même être très intenses ainsi que la fièvre, lorsque les autres n'existent pas, et j'ai vu un grand nombre de fois l'ouverture du cadavre présenter des altérations de tissu très graves dans toute autre partie, tandis qu'il n'existait rien de notable dans le conduit alimentaire. Ne serait-il pas absurde d'attribuer l'apparition et le développement de tous les phénomènes morbides à une phlegmasie supposée, qu'aucun symptôme n'indiquait, et que l'autopsie ne peut faire découvrir, lorsqu'au contraire tous les signes étaient ceux d'une affection prédominante, dont la nécroscopie nous démontre complétement l'existence?

Cependant, s'il était vrai que la fièvre fût constamment le produit immédiat de l'affection, soit primitive, soit secondaire, d'une partie toujours la même, et si l'on ne rejette pas cette proposition que des effets semblables supposent des causes semblables, il faut nécessairement admettre que certaines lésions de tissu ne se trouveront jamais lorsque la fièvre n'existe pas, et se présenteront toujours dans le cas contraire ; mais seulement plus ou moins graves, plus ou moins nombreuses, suivant l'intensité de l'état fébrile ou l'idiosyncrasie de l'individu : et il ne s'agit pas ici de telle ou telle espèce de fièvre, mais d'un état fébrile quelconque, soit primitif, soit symptomatique, soit aigu, soit chronique. Or, il est incontestable que l'on trouve à la suite de l'état fébrile en général , les lésions organiques les plus diverses, sous le rapport de leur siége et de leur nature , et qu'aucune partie n'est constamment affectée. Ces faits prouvent, autant qu'il est posssible, qu'il n'est pas une seule partie, un seul organe, dont l'inflammation doive être regardée comme la cause immédiate, constante des symptômes fébriles. Enfin , avant de passer outre sur la question dont il s'agit, avant de déduire aucune conséquence de la présence des altérations de tissu , lorsqu'elles existent , relativement à la cause prochaine de la fièvre, il faudrait savoir si les états morbides qui ont produit ces lésions ont précédé la fièvre , ou s'ils ne sont que consécutifs ; et comme on ne peut juger de l'existence de ces affections que d'après les phénomènes locaux sensibles qu'elles déterminent, on peut justement conclure, ou qu'elles n'existent pas, ou qu'elles ne sont pas de nature à produire immédiatement l'état fébrile , toutes les fois que leur présence n'est pas indiquée par des signes particuliers.

Et en effet beaucoup d'affections locales internes peuvent exister avant la fièvre, sans la produire nécessairement dans tous les cas. C'est un fait bien connu des médecins qui ouvrent habituellement des cadavres, que des taches, des ulcérations intestinales, se montrent chez des sujets qui sont morts sans fièvre, et n'existent pas toujours chez ceux qui éprouvaient immédiatement avant la mort des symptômes fébriles bien prononcés : ce qui me semble prouver qu'il n'existe pas de rapport intime, de dépendance absolue et constante entre les états morbides qui ont produit ces lésions de tissu et les symptômes fébriles. Je ne veux pas dire pour cela que ces affections particulières n'exercent aucune influence sur les fonctions des organes qui en sont le siége, je me borne uniquement à ce qui concerne la cause de l'état fébrile. Toutefois, il serait peut-être possible de trouver une explication du peu d'influence que ces altérations de tissu exercent dans la production des symptômes généraux : c'est une petite digression que l'on ne trouvera peut-être pas déplacée.

On observe constamment que ces lésions cadavériques, soit taches, soit ulcérations, ont un caractère particulier, un aspect qui n'est point celui de l'érysipèle, des phlegmasies aiguës, complètes, idiopathiques de la peau, du tissu cellulaire, des membranes séreuses et muqueuses, mais qui se rapproche de celui des exanthêmes; ce qui, indépendamment de tout autre rapport, établit déjà une analogie suffisante entre eux. Or,

l'apparition à la peau., des affections exanthématiques un peu considérables, est toujours précédée d'un trouble général qui présente communément tous les caractères de la fièvre inflammatoire, et lorsque l'éruption paraît, cette fièvre,
loin d'augmenter, diminue presque constamment.
D'où l'on peut conclure que, non seulement ce
n'est pas l'exanthême qui produit la fièvre, mais
encore qu'il n'est pas de nature à la produire dans
tous les cas et à toutes ses époques. On dira peut-
être que cet exanthême est produit par une irritation qui a son siége dans l'estomac et dans les
intestins avant de se montrer à la peau. C'est une
hypothèse. Les affections exanthématiques se
contractent par infection, par contagion ou par
inoculation ; il me paraît beaucoup plus probable qu'elles sont produites par des causes qui,
en général, modifient ou altèrent primitivement
la composition du sang et agissent à la fois sur
tout l'organisme, mais particulièrement sur les
parties les plus sensibles, ou les plus disposées,
par quelque raison que ce soit, à éprouver le
mode d'irritation qu'elles déterminent. Du reste,
les faits prouvent que, toutes choses égales, les
plaies et les phlegmasies idiopathiques bien con-
statées de l'estomac et des intestins, produisent
à la vérité des symptômes particuliers et modi-

fient l'état fébrile d'une manière qui leur est propre , mais ne causent pas plus exclusivement et plus immédiatement la fièvre , que les plaies et les phlegmasies primitives de la peau. D'où il suit, 1° que quand même il serait vrai que l'affection exanthématique, ou une phlegmasie aiguë primitive quelconque, existât dans l'estomac ou dans les intestins avant de se porter à la peau , il ne serait pas encore parfaitement prouvé qu'elle serait plus capable de produire la fièvre qu'elle ne doit l'être après son déplacement, et surtout, bien moins que tout autre, l'ensemble des symptômes qui constituent la fièvre inflammatoire , car ces symptômes sont tout différents de ceux qui caractérisent les phlegmasies primitives du tube intestinal; 2° que ce déplacement d'irritation n'est pas même présumable dans le plus grand nombre de cas , et en particulier dans celui dont il s'agit, car, le plus souvent, on ne trouve dans l'estomac, mais plutôt encore dans l'intestin grêle, que des taches au milieu desquelles il se forme des ulcérations ; or, de toutes les affections connues, celles qui se déplacent le moins de cette manière sont aussi celles qui ont pour résultat immédiat l'érosion ou l'ulcération des parties qu'elles occupent. J'ajouterai que, de toutes les phlegmasies aiguës, celles qui se montrent par

plaques, taches et ulcérations non confluentes,
sont celles dont l'apparition précède le moins l'invasion des symptômes fébriles, et en est le plus
souvent précédée. Cette circonscription régulière
de l'état morbifique local, est une indication constante du peu d'influence que cet état exerce sur
les parties qui l'environnent et sur le reste de l'é-
conomie.

Ainsi, l'on ne trouve pas d'altérations de tissu
dans l'estomac et dans les intestins après tous
les états fébriles, même dans des cas où il n'est
pas présumable qu'elles auraient pu disparaître
après la mort. On en trouve, au contraire, dans
d'autres parties, lorsqu'il n'en existe pas dans
celles-là. Ces faits sont décisifs, car si la fièvre
est le produit immédiat, constant d'une affection
locale, on doit toujours trouver des traces de cette
affection ; et si cette cause immédiate a un siége
fixe, on doit trouver constamment les lésions de
tissu dans une partie déterminée : mais encore,
dans quelque supposition que ce soit, on ne pourrait regarder les états morbides qui auraient produit ces lésions de tissu comme la cause immédiate de la fièvre, qu'autant qu'il serait prouvé
que leur existence serait antérieure à celle des
symptômes fébriles ; et alors même, d'après la
nature des lésions cadavériques que l'on trouve le

plus communément, et le caractère particulier des symptômes généraux, il y aurait beaucoup de cas où l'on ne pourrait pas les regarder comme la cause immédiate de l'état fébrile.

Je ne puis donc admettre qu'une affection locale, ayant son siége dans l'estomac ou dans les intestins, soit la cause immédiate, constante de l'état fébrile en général.

1° Parce que dans beaucoup de cas on peut reconnaître d'autres causes, au moyen desquelles on peut mieux se rendre compte de l'existence des phénomènes fébriles dans un grand nombre de maladies.

2° Parce que les symptômes propres à l'inflammation des voies gastriques, et ceux qui caractérisent la fièvre, présentent des différences notables, et que l'existence des unes peut être indépendante de celle des autres.

3° Parce que les inductions tirées du traitement, et la manière dont s'exécutent, dans quelques cas, les fonctions des organes que l'on suppose malades, ne permettent pas de croire qu'il existe dans ces parties une affection morbifique de nature à produire immédiatement l'état fébrile.

4° Enfin, parce que quelque nombreuses, quelque variées, quelque graves, quelque con-

stantes que puissent être les altérations de texture que l'on trouve après la mort, elles ne méritent aucune considération, dans le cas dont
il s'agit, s'il n'est pas prouvé que, non seulement les états morbides dont elles sont la suite
ont précédé l'invasion des symptômes fébriles,
mais encore qu'ils étaient de nature à produire
la fièvre avec les caractères qui l'ont distinguée.

On ne s'attend pas, sans doute, que je recher-
cherai si la cause immédiate de l'état fébrile
peut exister constamment dans d'autres organes.
Toutefois, ne pourrait-on pas prétendre maintenant que la cause prochaine d'une fièvre quelconque existe, tantôt dans une partie, tantôt
dans une autre ; que la fièvre inflammatoire,
par exemple, est constamment le produit d'une
irritation légère de la membrane muqueuse gastrique, intestinale, ou pulmonaire ; de l'encéphale, de la peau, d'une articulation, ou enfin de
plusieurs parties à la fois ? Je répondrai d'abord,
qu'une irritation locale légère ne doit point produire un état fébrile aussi intense que celui qui
constitue la fièvre inflammatoire ; car, encore
faut-il que les résultats répondent aux moyens,
la gravité des effets à celle des causes ; à moins
de supposer des prédispositions particulières, et
nous allons bientôt revenir sur ce point. Si, au

4

contraire, l'irritation locale est considérable, est
en rapport d'intensité avec les symptômes généraux, elle doit se montrer d'abord avec les caractères qui lui sont propres. Observez que le même
individu qui hier éprouvait un coryza, une angine légère, une otite ou un rhumatisme, mais
pas de fièvre, pourra, demain, être pris d'une
fièvre grave, dans laquelle on n'observera aucun
signe d'affection locale; et si l'on dit que les
symptômes locaux se confondent dans la souffrance générale, il sera facile de prouver que,
dans toute phlegmasie qui produit la fièvre, les
symptômes inflammatoires sont toujours en rapport d'intensité avec les symptômes fébriles.

Supposons que, soit après un exercice inaccoutumé, soit après un excès de table, un abus
de boissons stimulantes, un accès de colère, un
refroidissement subit, soit enfin sans cause occasionelle appréciable, un individu pléthorique
éprouve, tout à coup, un frisson bientôt suivi
d'une chaleur vive et halitueuse: le malaise est
général, la face est rouge, vultueuse, toute la
surface du corps offre un gonflement remarquable et prend une teinte rosée; les conjonctives
sont injectées, les yeux brillants et larmoyants;
toutes les parties des membranes muqueuses
que l'on peut apercevoir sont plus rouges que

dans l'état ordinaire ; le pouls est fréquent, plein, grand, dur ; toutes les artères battent avec force, les veines sont distendues ; le sang veineux est plus rouge, plus dense, plus coagulable que dans l'état physiologique. Cette maladie, dont nous énumérons seulement les symptômes principaux, et dont la durée peut être de vingt-quatre heures ou de plusieurs jours, se termine le plus souvent par une hémorragie nasale.

Prétendrait-on que c'est une irritation légère qui occasionerait des effets aussi graves, et au contraire des inflammations produites par des causes extérieures, inflammations qui ne déterminent l'apparition des symptômes fébriles que lorsqu'elles arrivent à leur plus haut degré ; celle-ci n'aurait pas même besoin d'avoir acquis tout son développement, elle serait encore latente, et lorsqu'elle se montrerait avec tous les caractères qui la distinguent, la fièvre diminuerait souvent d'une manière notable, et disparaîtrait même quelquefois : c'est du moins ce que l'on observe à la suite de phlegmons, d'abcès, et de quelques exanthèmes.

Cette maladie offre pour terminaison fréquente une hémorragie nasale ; or, je demande maintenant quelle est la gastrite, l'entérite, l'angine, le rhumatisme, enfin quelle est la

4.

phlegmasie aiguë qui se termine communément ainsi.

Mais puisque je me trouve porté naturellement à parler de la fièvre inflammatoire, je dois redire encore que je la regarde comme l'état fébrile le plus complet, le mieux caractérisé. La peau prend une teinte rosée, et les membranes muqueuses apparentes sont plus rouges que dans l'état naturel; cette coloration plus grande de toutes les parties que l'on peut apercevoir est due au sang qu'elles reçoivent en plus grande quantité, et ce sang étant contenu dans des vaisseaux capillaires, il n'est guère probable qu'il y soit amené par les seules forces impulsives du cœur; c'est sans doute une irritation qui l'appelle, et cette irritation, quelque légère qu'on la suppose, ne peut être comparée à divers phénomènes physiologiques, dans lesquels l'action de quelques parties du système capillaire sanguin est accidentellement augmentée; elle est réelle; elle ne m'est pas prouvée seulement par la couleur et la chaleur, mais elle l'est encore par le malaise, la douleur, et le gonflement de toutes les parties que mes moyens d'investigation peuvent atteindre. Elle est générale, je la sens, je la vois partout; et l'affection locale, je ne l'aperçois nulle part: faudra-t-il donc que j'abandonne

ce qui tombe sous mes sens pour me livrer à une
hypothèse ; que j'attende que le malade meure
pour regarder ce qui frappait mes yeux pendant
sa vie.

S'il arrive qu'une affection locale se montre
dans le cours d'une fièvre inflammatoire, ce
n'est, bien souvent, qu'au bout de quatre à six
jours qu'elle se déclare, c'est-à-dire qu'elle produit les symptômes qui lui sont propres : mais où
était-elle cette affection locale lors de l'invasion
de la maladie? Supposera-t-on qu'elle existait,
bien qu'on ne la vît pas, et qu'on ne pût savoir
quelle serait sa nature et son siége? Pourquoi,
si elle produisait la fièvre, ses symptômes n'ont-
ils pas précédé les symptômes fébriles? Pourquoi son apparition n'augmente-t-elle pas toujours l'intensité de la fièvre? Pourquoi coïncide-
t-elle plus souvent avec sa diminution ou avec
sa disparition? Pour moi, je pense que cette
affection n'existait pas, parce que non seulement
rien ne me la démontrait, mais que rien ne devait même me la faire soupçonner. On suppo-
sera qu'elle existait, parce que l'on ne peut concevoir d'une autre manière le développement
des phénomènes morbifiques ; mais si je puis
concevoir autrement? Et en effet, la pléthore
générale est, pour la fièvre inflammatoire, la

prédisposition la plus marquée et la mieux reconnue ; or cette pléthore , qui, par son existence seule, est déjà une cause prédisposante ,
ne peut-elle pas devenir une cause déterminante
lorsqu'elle est portée à l'excès?

L'état pléthorique qui précède et accompagne
les fièvres inflammatoires , n'offre pas pour caractère unique une plus grande quantité de
sang, ce fluide semble encore être doué de propriétés plus marquées ; il est plus stimulant , et
l'action stimulante paraît d'autant plus grande
que son développement étant plus rapide , elle
s'exerce sur des parties moins habituées à l'é-
prouver : ainsi, après un état sédentaire , un
exercice inaccoutumé, qui, dans un temps donné,
fait passer plus rapidement le sang artériel dans
les mêmes parties ; un excès de table ou de bois-
son qui porte dans le sang des éléments d'irritation ; la suppression brusque de la transpiration,
d'une sécrétion , ou d'une hémorragie , suppression d'après laquelle des matériaux qui devaient être éliminés restent dans la circulation
jusqu'à ce que la nature ait pris d'autres voies
pour s'en débarrasser. Maintenant, si l'on considère la quantité du sang réunie à l'exaltation
de ses propriétés , on trouvera qu'une cause très
légère, jointe à des prédispositions graves , peut

occasioner une fièvre intense. Mais cette cause si légère, cette fatigue, cet excès de table, ce refroidissement, cette insolation, que l'on accuse faute d'autre motif, est-on sûr qu'elle était bien nécessaire à la production de la fièvre? La pléthore, déjà très grave, n'aurait-elle pas pu le devenir davantage?*N'aurait-elle pas pu, dès demain, déterminer, par elle-même, l'apparition des symptômes qu'aujourd'hui l'on s'empresse d'attribuer à la seule cause que l'on puisse apercevoir ou peut-être imaginer? Mais quand la maladie est épidémique, lorsqu'elle atteint des individus qui n'ont été soumis à aucune cause occasionelle appréciable, on sera donc réduit encore à d'autres suppositions? Pour moi, j'aperçois ici une cause générale, parce que je crois que le sang, par sa quantité et par l'augmentation de ses propriétés stimulantes, peut agir à la fois sur tous les systèmes, tous les organes, toutes les parties, suivant leur degré d'irritabilité; et peu m'importe alors quelle est la première partie, s'il en est une, qui donne des signes de sa souffrance, puisque toutes sont irritées, ou vont l'être, de la même manière et par la même cause. Je crois à cette cause générale, parce que la raison me l'indique, et que les faits me la prouvent, et je regarde comme primitive ou essentielle la fièvre inflammatoire qu'elle détermine, parce que des symptômes généraux dérivent immédiatement de la cause générale qui les produit; parce que cette cause, qui réside dans un fluide, n'est point une maladie, et que l'irritation générale est une partie essentielle de l'état fébrile.

Mais, dira-t-on, une cause locale peut aussi produire des symptômes généraux avec les mêmes caractères. Oui sans doute, les phlegmasies aiguës graves produisent la fièvre, et cette fièvre ne diffère quelquefois en rien de celle que nous nommons inflammatoire. Une pléthore et une irritation locales sont suivies d'une pléthore et d'une irritation générales; ce qui prouve seulement que l'état fébrile n'est pas primitif dans toutes les maladies qui se montrent sous l'aspect d'une fièvre inflammatoire, et que la nature arrive au même mode de réaction par des moyens différents : mais alors cette phlegmasie primitive ne demeure point cachée, elle produit des symptômes locaux bien marqués.

La fièvre inflammatoire nous donne fréquemment l'exemple d'une maladie qui parcourt toutes ses périodes et se termine sans avoir offert aucun signe d'affection locale.

On ne peut donc pas admettre que la cause immédiate d'un état fébrile quelconque soit

toujours une affection locale, et, je dis plus, il
est impossible de croire qu'une partie, quelles
que soient ses fonctions et son importance,
éprouvera dans son tissu des altérations graves ;
que la sensibilité et l'irritabilité qui lui sont
propres, seront modifiées ou exaltées au point
d'exercer sur les principaux centres nerveux
une influence assez marquée pour produire sympathiquement une affection générale, sans que
l'organe irrité manifeste sa souffrance autrement
que par la fièvre. Si l'on observe les phlegmasies
produites par des causes externes, on voit que,
toutes choses égales du reste, le développement
des symptômes fébriles est toujours en raison
directe de l'intensité des phénomènes locaux.
On peut donc, d'après cette seule considération,
soutenir en thèse générale qu'il n'existe pas de
phlegmasie aiguë, ni aucune autre maladie par-
tielle, susceptible de produire immédiatement
des symptômes fébriles, et surtout tels qu'on
les observe dans certaines fièvres, dites essentielles, avant d'avoir donné des signes positifs
de son existence comme affection locale ; car il
serait absurde de prétendre qu'une affection de
cette nature produira des symptômes généraux
avant ceux qui caractérisent la souffrance particulière de l'organe où elle a son siége.

Nous avons voulu prouver que l'état fébrile, en général, n'est point constamment le produit d'une affection qui aurait son siége dans le tube intestinal; et pour nous assurer si la fièvre n'était pas, dans tous les cas, le produit de la phlegmasie d'une partie quelconque, nous avons été conduits à parler de la fièvre inflammatoire. Notre intention n'est point de passer en revue toutes les maladies qu'on a nommées *fièvre*, ce travail, nous l'avons fait pour nous-mêmes, nous en ferons grâce au lecteur. Et en effet, si l'on considère que la fièvre, dite *bilieuse*, présente ordinairement à son début des caractères inflammatoires bien marqués; que l'embarras gastrique et les autres symptômes particuliers qui la précèdent ou l'accompagnent, n'offrent point l'aspect inflammatoire, mais qu'ils peuvent être modifiés par l'état fébrile; qu'ils peuvent tous exister sans fièvre, même à un plus haut degré que celui où ils se montrent dans la fièvre bilieuse, on n'aura pas de peine à fixer son opinion sur ce point. Quant à la fièvre muqueuse, elle présente également une série de symptômes particuliers qui, ainsi que ceux de l'embarras gastrique, peuvent exister indépendamment de la fièvre, et même être très prononcés sans la produire. On voit quelquefois la fièvre muqueuse débuter

avec intensité, continuer même pendant plusieurs jours sans aucun signe d'affection locale,
se terminer lorsque les aphthes se manifestent,
et présenter ainsi les principaux caractères des
fièvres primitives. Mais d'autres fois aussi, les
symptômes fébriles sont si peu marqués, et l'affection des membranes muqueuses est si évidente, que l'on pourrait, sans inconvénient,
laisser à cet état pathologique le nom de maladie muqueuse. Toutefois, nous le répétons encore, dans quelque circonstance que ce soit,
lorsque les symptômes particuliers n'indiquent
pas une phlegmasie, il n'y a pas de raison de
supposer son existence comme cause immédiate
de l'état fébrile, et, dans le cas même où ces
symptômes existeraient, il faudrait encore qu'ils
eussent paru les premiers, et qu'ils indiquas-
sent un état morbide, en rapport avec l'intensité ou la nature de la fièvre, et capable de la
produire, en ayant égard du reste aux prédispositions ou à l'idiosyncrasie de l'individu.

Si nous nous sommes bornés à de très légères
observations sur les fièvres bilieuses et muqueuses,
il n'en sera pas de même des fièvres adynamiques,
parce que c'est dans leur cours que se présentent
le plus souvent, et en plus grand nombre, des
symptômes qui appartiennent également à la gas-

trite et à l'entérite aiguës , ainsi qu'à toutes les
phlegmasies abdominales internes graves ; et
parce qu'aussi nous trouverons encore d'autres
preuves à l'appui des propositions précédentes.

Les fièvres adynamiques, en général, sont, ainsi
que nous l'avons déjà dit, essentiellement composées des symptômes fébriles et de ceux qui caractérisent l'adynamie.

On n'est pas généralement d'accord sur la valeur du mot *adynamie*, terme abstrait, qui, à la
rigueur, est applicable à tous les cas où il existe
une diminution notable ou une disparition des
forces. Toutefois, la plupart des médecins sont
convenus d'appeler adynamie, non cette faiblesse,
cet épuisement qui suit le défaut d'alimentation,
les évacuations excessives, qui se montre dans la
convalescence des maladies graves ; mais un état
morbide général, marqué à son plus haut degré
par la prostration , l'anéantissement des forces
musculaires , la flaccidité des chairs , l'obscur-
cissement des sensations et des facultés affectives
et intellectuelles, ou au moins une paresse , une
insouciance, un abattement extraordinaire ; la
faiblesse de la respiration , des mouvements du
cœur , et de la pulsation des artères ; les ecchy-
moses , les pétéchies , les hémorragies passives [1] ;

[1] Par la raison que j'appelle *actives* les hémorragies pré-

une disposition à la gangrène de toutes les irritations existantes, et à une prompte putréfac-
tion des sujets qui succombent. Cet état est
remarquable dans le scorbut. On l'observe également dans les hôpitaux et dans les prisons,
chez des vieillards ou chez des sujets qui ont
long-temps gardé le lit. Il peut survenir dans
toutes les fièvres ; il se montre le plus ordinairement dans celles qui sont produites par infection,
et se manifeste assez souvent dans le cours des
affections exanthématiques aiguës, telles que la
variole, la rougeole, et la scarlatine. Cette adynamie présente seule, à l'état fébrile près, tous les
caractères qui ont fait donner à certaines maladies
le nom de fièvres adynamiques ou putrides.

En théorie, on confond assez ordinairement
avec l'état adynamique que nous venons de décrire, celui dans lequel une partie enflammée,
agissant sympathiquement sur toutes les autres,
détermine l'espèce de prostration générale que

---

cédées ou accompagnées d'un *molimen hæmorragicum*
bien marqué, et dans lesquelles un sang vermeil, chaud,
léger, promptement coagulable, s'écoule, je nomme *passives* celles dans lesquelles un fluide qui présente des qua-
lités relatives tout opposées s'échappe à travers des tissus
dont les propriétés vitales sont presque éteintes ou ne se
maintiennent qu'à un faible degré.

l'on observe dans le cours et surtout vers la fin des gastrites, des entérites, des hépatites aiguës, et de toutes les affections inflammatoires graves, soit primitives, soit secondaires, qui approchent d'une terminaison funeste. Dans ce cas, l'irritation locale étant portée à l'excès, la sensibilité paraît abandonner toutes les autres parties pour se concentrer vers le point primitivement ou plus fortement affecté. Mais cet état est symptomatique. Il est marqué, dès son origine, par les symptômes propres à l'affection locale qui le produit ; par l'accélération constante des mouvements du cœur et de la respiration ; par la fréquence, la vitesse, l'irrégularité du pouls ; et enfin par tous les signes qui annoncent l'enchaînement, l'oppression des forces. Il n'y a point d'hémorragies passives, il ne se forme pas de pétéchies ; on n'observe point de disposition générale à la gangrène, et jusqu'au dernier moment le sang conserve les propriétés apparentes qu'il présente dans l'état inflammatoire. Ce n'est donc pas une adynamie dans laquelle l'affection des solides et l'altération des fluides concourent simultanément, au moins en apparence, à la production de l'ensemble de la maladie; c'est une affection locale, qui jusqu'à la fin montre sa prédominance. L'adynamie que nous avons décrite paraît, au contraire, dépendre constamment d'une altération, soit primitive, soit secondaire, de la composition du sang, altération dont la nature est inconnue, mais qui pouvant résulter de causes nombreuses et variées, imprime à l'adynamie qu'elle produit des modifications qu'il est impossible de décrire, même dans des cas où l'on parvient facilement à les reconnaître.

Cette adynamie, que nous allons prendre pour exemple, ne peut jamais être la cause des symptômes fébriles; et lorsqu'elle survient dans leur cours, elle tend à diminuer leur intensité : car, bien qu'elle dispose évidemment aux infiltrations et aux congestions sanguines, par le défaut d'irritabilité qui la suit, elle se montre avec des caractères opposés sous tous les rapports à ceux que présente l'inflammation. Dans celle-ci, en effet, tout annonce que les propriétés vitales sont exaltées : le sang est plus vermeil, plus chaud, plus léger, plus coagulable; dans celle-là, au contraire, ces mêmes propriétés sont généralement diminuées et quelquefois presque éteintes; le sang est plus noir, plus fluide, moins chaud, plus pesant; il ne forme plus cette *couenne* dite *inflammatoire*, qui se montre dans toutes les phlegmasies susceptibles de produire des symptômes généraux. Tout semble prouver qu'il ne porte plus en suffisante quantité, dans les parties auxquelles il se distribue, les éléments de vitalité qu'exige le maintien de l'état physiologique, et que quand même, ce qui est présumable en certains cas, et surtout dans celui qui va nous occuper ; quand même, dis-je, il contiendrait des principes stimulants étrangers à sa nature, sa composition actuelle est incompatible avec le développement régulier de l'état inflammatoire. Aussi, du moment que cette adynamie se montre, à quelque degré que ce soit, dans le cours des maladies fébriles, elle leur imprime un caractère et leur donne un aspect qui rendent sa présence facile à reconnaître ; et si elle est fortement prononcée, comme il arrive le plus communément dans le cours des fièvres réputées contagieuses, et dans celles que produit l'infection, tous les symptômes sont modifiés. Le malade, plongé dans un état de stupeur extrême, ne paraît plus rien sentir ; le cœur se contracte, mais il a peu de force, quelquefois même ses mouvements sont ralentis ; les artères se dilatent, mais leurs parois affaiblies offrent peu de résistance aux doigts qui les pressent ; toutes les parties de la peau qui sont colorées dans l'état naturel deviennent livides, ainsi que les membranes mu-

queuses, dont les vaisseaux sont comme injec-
tés. En même temps que la circulation capillaire se ralentit, la chaleur générale diminue ;
l'haleine est moins chaude, l'irritabilité s'éteint ;
des hémorragies d'un sang noir et fluide, loin
de soulager par leur abondance, comme cela
devrait être, si les forces étaient opprimées ou
déviées par une affection locale, ne font qu'augmenter la prostration. Des pétéchies brunes se
forment à la peau ; les exanthêmes, les plaies,
changent d'aspect et de nature : en un mot, toutes
les affections locales qui n'ont pas encore disparu à cette époque prennent un caractère particulier, d'autant plus rapproché de l'état gangréneux, que l'adynamie est plus intense. Enfin, des escarres gangréneuses se manifestent à
l'occasion d'une pression médiocre ou de la
plus légère irritation ; quelquefois même, en apparence, sans inflammation locale préalable,
mais, dans tous les cas, aux parties qui sont actuellement les plus irritées. C'est ainsi que les
parties auxquelles sont appliqués les vésica-
toires passent à l'état gangréneux ; que dans la
scarlatine, la gangrène survient dans la gorge,
et que dans la variole de larges taches noires se
montrent à la peau. Du reste, la formation des
escarres les plus considérables n'ajoute rien à

l'état actuel des symptômes fébriles, leur intensité n'en est point augmentée.

Cet état pathologique peut-il jamais être le
produit immédiat d'une phlegmasie.

L'affection locale qui pourrait produire le
plus grand nombre de symptômes adynamiques,
serait celle qui aurait son siége dans un des
viscères abdominaux, et particulièrement dans
l'estomac ou dans les intestins. Mais quelle est
la gastrite ou l'entérite idiopathique qui produi-
rait primitivement un état morbide de cette nature, sans manifester évidemment son existence
par les accidents locaux les plus graves? Que l'on
observe la gastrite, l'entérite aiguë, la hernie
étranglée, et l'empoisonnement par des substances qui ne peuvent être absorbées, et l'on
verra combien l'ensemble des symptômes est
différent. Les pétéchies, les hémorragies passives, la tendance générale à la gangrène, sont
des symptômes caractéristiques qui ne dépendent jamais immédiatement d'un état inflammatoire local, quel que soit son siége et son
intensité ; ils prouvent évidemment une affection générale : aussi, jusqu'à nos jours, on ne s'é-
tait point avisé de regarder cet état comme l'indication d'une phlegmasie, et cependant j'ose
croire que l'on ne contestera point le talent d'ob-

servation des médecins qui nous ont précédés. Quoi qu'il en soit, ce que nous avons dit suffit pour donner au moins la certitude morale que, dans les maladies fébriles adynamiques qui présentent les caractères que nous avons décrits, il n'existe pas de parties plus fortement irritées et plus capables, pour le moment, d'exercer une influence notable sur l'économie, que celle dans laquelle la gangrène va se manifester; car la prédisposition étant générale, puisque le sang est modifié partout, les parties intérieures, quel que soit leur siége et leur vitalité relative, se trouvent également hors d'état de soutenir l'action des causes irritantes, de se prêter au développement régulier de l'inflammation et de produire soit une réaction générale, soit la stupeur profonde dans laquelle est plongé le malade : la vie de chaque partie ne se soutient alors qu'autant que l'équilibre n'est pas détruit, que ses propriétés vitales ne sont notablement ni au-dessus ni au-dessous de leur degré relatif dans l'état normal; et sous ce rapport l'adynamie dont il s'agit est la pierre de touche de l'inflammation.

Nous prions d'observer que nous ne voulons contester ni la nature inflammatoire des fièvres dites adynamiques, ni la présence ou le déve-

loppement d'affections locales dans ces maladies. La plupart des fièvres qui prennent les
caractères adynamiques offrent, à leur début, des
symptômes inflammatoires très marqués; mais
c'est une inflammation générale qui tendra
bientôt à se terminer par gangrène, moins sans
doute à cause de son extrême intensité que par
la nature de l'adynamie qui va se manifester.
Quant aux congestions et aux infiltrations sanguines, elles doivent nécessairement être fré-
quentes dans des maladies où une atonie générale
des vaisseaux capillaires succède, quelquefois très
promptement, à une disposition toute différente,
et survient dans un état pléthorique ordinairement très prononcé. Mais ces affections locales,
dont la fièvre a presque toujours précédé l'apparition, n'exercent qu'une influence secondaire
dans la production des symptômes généraux, et,
quelles qu'elles puissent être, elles subissent la
modification générale imprimée à toute l'économie.

Les causes susceptibles de produire immédiatement des symptômes adynamiques, savoir,
une affection locale aiguë et l'altération de composition du sang, pouvant se trouver réunies, et
agir simultanément et à divers degrés, on conçoit
qu'il y a des circonstances où les fièvres adyna-

niques doivent présenter des caractères beaucoup moins tranchés que ceux que nous avons décrits; mais nous avons été forcés de nous circonscrire et de chercher les cas où aucune affection locale n'est la cause ni des symptômes fébriles ni de l'adynamie, dans ceux où l'altération du sang est évidente, et où les symptômes adynamiques sont tellement prononcés qu'il suffit de la cause la plus légère pour faire naître des escarres gangréneuses : car, nous le répétons, dès que la gangrène se manifeste à l'extérieur, c'est qu'il n'y a pas à l'intérieur de point plus fortement irrité, au moins dans les circonstances que nous avons décrites.

L'examen des symptômes qui caractérisent certaines fièvres adynamiques prouve qu'ils ne sont pas et qu'ils ne peuvent pas être le produit immédiat d'une affection locale..Nous allons voir si l'ouverture des cadavres prouve le contraire.

Après la mort, les désordres nombreux, la rougeur livide, l'infiltration sanguine de diverses parties de la peau, des membranes muqueuses et de la membrane interne des veines et des artères; le cœur flasque, livide, ramolli; la rate volumineuse, les muscles poisseux, prouvent l'influence d'une cause générale.

De toutes les lésions que l'on trouve à la

suite des fièvres adynamiques, les plus constantes sont : à *l'extérieur*, les taches, les pétéchies, les infiltrations sanguines et les escarres
gangréneuses, ou les plaies qui résultent de leur
chute, ces altérations de texture sont toujours
secondaires; à *l'intérieur*, les rougeurs, les taches,
les ulcérations de la membrane muqueuse intestinale. Mais ces dernières lésions que l'on rencontre très communément dans des maladies qui
ne présentent aucun symptôme adynamique, et
qui n'existent pas toujours dans le cas dont il s'a-
git, ne paraissent pas susceptibles de faire naître
des symptômes généraux, et il serait absurde de
donner aux états morbides dont elles sont la suite
une importance qu'elles ne devraient qu'à leur
siége inaccessible à nos sens, puisque les accidents locaux que leur développement semble produire, sont toujours postérieurs à l'invasion des
symptômes fébriles. Quant aux autres lésions organiques, elles sont extrèmement variables. Chez
celui-ci l'on trouve une affection du foie, mécon-
nue pendant la vie, ou une hépatisation des poumons ; chez celui-là, un engorgement des vaisseaux sanguins du cerveau, ou des traces de
phlegmasie dans l'estomac, mais plus souvent
dans les intestins. Enfin, des individus chez lesquels il ne s'est manifesté aucun signe positif de

phlegmasie interne et qui sont morts à la suite
de la formation d'escarres gangréneuses considérables, ne présentent à l'intérieur aucune altération notable des tissus. L'examen des cadavres prouve donc également qu'il y a des fièvres
adynamiques qui ne sont le produit immédiat ni
d'une gastrite ni d'une entérite aiguës, ni même
d'aucune autre affection locale. Nous ne répéte-
rons pas ce que nous avons dit plus haut sur la
prétendue disparition de lésions organiques, dont
la formation aurait produit des symptômes fébriles graves, et nous dirons plus, si nous parlons
encore des ouvertures de cadavres, c'est plutôt
pour satisfaire à certaines opinions que pour con-
solider la nôtre. Car nous sommes loin de croire
que la recherche de la cause immédiate des
fièvres, d'après les lésions que l'on trouve après
la mort, soit un moyen aussi infaillible qu'on
paraît généralement le croire aujourd'hui. Et en
effet, quelle que soit la simplicité de la maladie à
son début, il est bien rare que dans son cours,
lorsqu'il se prolonge, il ne se manifeste par une
affection plus ou moins marquée des organes encéphaliques, thoraciques, ou abdominaux, chez
les individus atteints de fièvres graves ; et dans
ce cas, chacune des affections particulières produit des symptômes qui lui sont propres, et con-

court, pour sa part, à former l'ensemble de la maladie. Lorsque l'état pathologique est arrivé à ce point, on ne peut en aucune manière regarder la fièvre actuelle comme le produit exclusif et immédiat d'aucune de ces affections, même de celles qui auraient précédé toutes les autres. La mort arrive soit par l'intensité de l'affection générale, soit, ce qui est le plus ordinaire, par suite de la concentration du travail morbifique vers une partie ou un organe important. On doit donc s'attendre à trouver dans le cadavre des traces plus ou moins marquées des lésions qui se sont formées pendant la vie, mais ce n'est pas une raison pour prétendre que ces lésions existaient dès l'origine, et que le travail morbifique dont elles sont la suite, était la cause immédiate des symptômes fébriles. Car si l'on voit tous les jours des désordres locaux dans des parties accessibles à nos sens, des éruptions de diverse nature ne paraître que long-temps après la fièvre, diminuer singulièrement son intensité, et quelquefois même produire une terminaison prompte et favorable, ne devient-il pas probable que, dans quelques circonstances, de semblables produits peuvent se former dans des organes intérieurs, et que l'ouverture du cadavre, loin de faire connaître dans tous les cas la véritable cause des symptômes fébriles, ne nous montre qu'un résultat très ordinaire du trouble des fonctions, de l'altération simultanée des fluides, et de la sensibilité ainsi que de l'irritabilité des solides.

Nous nous dispenserons de parler des fièvres ataxiques continues, parce que la plupart des propositions précédentes leur sont applicables dans beaucoup de cas : disons seulement que nous adoptons sans examen, et sans y attacher beaucoup d'importance, des nomenclatures assez généralement admises; mais que l'on a compris sous le nom de fièvres *inflammatoires*, *bilieuses, muqueuses, adynamiques, ataxiques*, des maladies très diverses; que bien que ces dénominations ne dussent être appliquées qu'à des états pathologiques, où les symptômes fébriles sont bien évidemment et toujours primitifs, on les a cependant étendues à des maladies dans lesquelles ces symptômes ne paraissent être que secondaires, de même que l'on a placé parmi les phlegmasies d'autres maladies dans lesquelles les symptômes fébriles, produits par une cause générale, sont primitifs et prédominants. Nous ne nous livrerons point là-dessus à une discussion qui pourrait nous entraîner beaucoup trop loin, mais nous pensons que, si l'on veut trouver les exemples les plus frappants de fièvres essentielles ou primitives , il faut les chercher parmi les maladies épidémiques et celles qui se communiquent par infection : c'est alors que l'on pourra observer des causes générales , des symptômes généraux , une marche plus souvent régulière de la maladie , et des mouvements critiques plus ou moins complets.

Non seulement on trouve dans des fièvres continues la preuve que des états fébriles peuvent exister indépendamment de toute affection locale , mais les fièvres intermittentes la donnent également. Et en effet , on ne peut pas prétendre qu'une affection locale aiguë continue produise des symptômes généraux intermittents; il faut donc supposer cette affection intermittente elle-même ; mais nous avons vu que les états morbides de cette nature , qui ont leur siége dans des parties accessibles à nos sens , ne donnent pas de fièvre : des douleurs périodiques très intenses de la tête , de la poitrine et de l'abdomen , ne sont accompagnées d'aucun symptôme fébrile.

Les fièvres intermittentes ne se composent quelquefois que de l'état fébrile le plus simple ; d'autres fois elles se compliquent de symptômes inflammatoires , bilieux , muqueux , adynamiques. Ces symptômes augmentent dans l'accès ,

maís ne disparaissent point dans l'intermittence.
Souvent ils ne surviennent qu'à une époque
avancée de la maladie, et se dissipent quelquefois
complétement dans son cours, ou bien, si l'on
fait disparaître les symptômes fébriles au moyen
du quinquina, ils ne continuent pas moins : ce
qui prouve que dans les fièvres intermittentes,
comme dans les continues, les symptômes fébriles et les divers états pléthoriques, bilieux,
muqueux et adynamiques, ne sont pas dans une
dépendance mutuelle tellement intime, qu'ils
ne puissent exister les uns sans les autres, et
que leur existence ne tient pas nécessairement
à la même cause; car si, dans leur ensemble,
ces maladies dépendaient toujours d'une affection locale, tous les symptômes devraient continuer ou cesser à la fois.

Si les fièvres intermittentes étaient constamment le produit d'une affection locale, elles devraient toujours présenter des symptômes locaux
bien marqués; ce qui pourtant n'a lieu que très
rarement : et encore voit-on quelquefois des fièvres intermittentes, ataxiques ou nerveuses, s'accompagner d'un symptôme périodique prédominant très intense, dont l'existence n'est pas
toujours liée à celle de l'état fébrile, et réciproquement; car ce symptôme cède au quinquina, et la

fièvre persiste ; dans d'autres circonstances c'est le contraire. Ainsi , lors même qu'il existe des symptômes locaux internes dans une fièvre intermittente , on ne peut pas toujours les regarder comme l'indication d'une affection qui produit l'ensemble de la maladie , et , à plus forte raison , doit-on rejeter l'idée de l'existence de cette affection , lorsqu'aucun symptôme ne l'indique.

Je ne parlerai point des lésions organiques que l'on trouve chez les individus morts dans le cours de fièvres intermittentes ; je ne ferais que répéter ce que j'ai déjà dit, et d'ailleurs je n'ai pu recueillir sur ce point aucune observation qui me soit propre. Chez tous les sujets que j'ai eu l'occasion d'ouvrir , les symptômes d'affection locale ne se sont montrés que dans le cours de la maladie, qui, à cette époque, est devenue rémittente ou continue.

Si l'état fébrile, considéré soit en général , soit dans les maladies qui présentent le plus grand nombre des symptômes propres aux phlegmasies aigües de l'estomac et des intestins , soit enfin dans les fièvres intermittentes , n'est le produit immédiat constant ni d'une gastrite, ni d'une entérite aiguë, ni même d'aucune affection locale déterminée, il n'est pas par lui-même l'indication d'une autre maladie ; et il doit être regardé comme primitif , toutes les fois qu'il n'est précédé ou accompagné d'aucun symptôme d'une affection de cette nature , ou du moins, on ne peut rien prononcer sur l'existence , le siége et les caractères de cette affection , puisque , par l'absence même des symptômes qui doivent les indiquer , ces circonstances deviennent tout-à-fait hypothétiques : la fièvre est donc alors la seule maladie évidente , le seul état pathologique dont on doive tenir compte.

On dira peut-être que c'est abuser du nom de maladie que de le donner à une collection de symptômes , et non à l'état morbide des organes dont ces symptômes ne sont que l'expression. Oui, ce serait abuser du nom de maladie que de le donner à des collections de symptômes, s'il était vrai que ces symptômes ne fussent jamais que l'expression de la souffrance d'un ou de plusieurs organes ; si toutes les parties ne pouvaient pas souffrir à la fois par la même cause, et si l'état morbifique qui se manifeste avait un siége particulier bien connu ; aussi ne doit-on pas dire et ne dit-on pas en effet, une fièvre *pneumonique* , lorsqu'on a lieu de croire que les symptômes fébriles sont produits par l'affection primitive du poumon. Mais ces symptômes, qui sont des phénomènes généraux, constituent à eux seuls la maladie, lorsque rien n'indique qu'il en existe une autre dont ils dépendent immédiatement. Ce serait donc alors véritablement abuser du nom de maladie que de le donner à un état pathologique qui n'existe pas, ou qui ne donne pas de signe de son existence ; ce serait mettre les suppositions à la place des faits, car dans tous les états fébriles intenses, dans la fièvre inflammatoire, par exemple, il y a certainement altération de fonctions, et même de structure, dans toutes les parties que l'on peut apercevoir.

Maintenant, nous allons examiner rapidement 1° quelle est l'influence particulière de l'état fébrile, soit primitif soit secondaire, dans la production et la terminaison d'un grand nombre d'autres maladies ; 2° la nécessité de considérer les maladies fébriles dans leur ensemble, même lorsque des affections particulières se manifestent dans leur cours, et de leur conserver une dénomination et des qualifications basées sur des symptômes primitifs ; 3° enfin, nous ferons connaître des objections qui dérivent nécessairement de l'emploi des termes abstraits, et nous démontrerons l'inutilité d'admettre la complication de plusieurs états fébriles.

Le malaise général est un des symptômes essentiels de l'état fébrile , il est le premier degré de la douleur : le malaise et la douleur sont la base de l'état inflammatoire, il y a peu de parties où ils puissent être fixés long-temps sans que la circulation ne finisse par y devenir plus active, et qu'il ne survienne une altération plus ou moins marquée des tissus. Or, ce qui arrive si fréquemment dans les affections locales doit arriver dans une affection générale. Il est difficile de concevoir qu'une irritation aussi marquée que celle qui se montre dans certaines fièvres, puisse se soutenir indéfiniment sans que l'équilibre soit rompu ; sans qu'une partie plus disposée, soit par son mode de sensibilité, soit par toute autre cause, ne devienne le siége d'un travail morbifique plus prononcé. Et l'expérience vient à l'appui de cette proposition. Car, lorsqu'une maladie fébrile, d'abord essentiellement composée de symptômes généraux, se prolonge de beaucoup au delà de son terme ordinaire, il est bien rare que des signes positifs d'affection locale, ne viennent la compliquer et ne deviennent prédominants à leur tour. Ce changement dans l'état relatif des symptômes est d'autant plus rapide, d'autant plus prononcé, que l'état fébrile est plus complet, et que la maladie offre à un plus haut degré l'aspect inflammmatoire ; car , c'est dans ce cas surtout qu'elle présente les caractères des affections les plus générales : une altération simultanée de la sensibilité des solides et de la composition des fluides. Et en effet, le malaise , les modifications variées de la sensibilité et de l'irritabilité , les mouvements sympathiques qui se manifestent , prouvent l'atteinte portée à tout l'organisme ; et non seulement les sécrétions et les excrétions sont troublées, augmentées, diminuées ou suspendues, et dès lors le sang se trouve chargé de principes qui devraient être éliminés, ou abandonne ceux qu'il devrait conserver, mais encore la respiration plus fréquente , et la circulation plus active , font parvenir incessamment dans toutes les parties un sang qui, abstraction faite de toute autre altération, s'éloigne d'autant plus des propriétés du sang veineux que dans un temps donné les contractions du cœur sont plus multipliées et que le fluide est soumis plus de fois à l'action de l'air dans les poumons. C'est dans ces circonstances que toutes les irritations existantes prennent un plus haut degré d'intensité , que les maladies chroniques affectent une marche plus rapide ; et offrent une terminaison plus prompte et quelquefois plus favorable.

On ne peut donc pas dire que ce trouble des

fonctions, cet état pathologique général qui constitue certains états fébriles, ne soit rien par lui-même; qu'il ne détermine aucun change-ment; qu'il ne puisse jamais rien produire. Que, dans le cours d'une fièvre de cette nature, il survienne une affection plus marquée de l'es-tomac, des intestins, du foie, des poumons ou du cerveau; ne pourra-t-il pas se manifester des symptômes gastriques, adynamiques, ataxi-ques, etc., à l'égard desquels les symptômes fébriles seront la maladie primitive?

Enfin, une affection locale aurait précédé la fièvre et même l'aurait produite, qu'il y a des cas où cette fièvre finirait par devenir la maladie principale, l'état morbifique essentiel, relative-ment à tous les symptômes qui se sont montrés depuis son apparition. Ainsi, l'on voit souvent des symptômes d'affections locales se succéder et disparaître dans le cours d'une maladie fébrile qui conserve toute son intensité, parce que, la première impulsion reçue, les fonctions ne s'exé-cutent plus de la même manière; de nouvelles dispositions morbides se développent dans di-verses parties par le fait même des modifications ou des altérations que l'état fébrile a opérées dans les propriétés vitales des tissus, ainsi que dans la composition des fluides; et d'autres

6

accidents se manifestent, bien que la lésion que l'on regardait comme la cause première ait de-puis long-temps disparu.

Ce qui précède est applicable aux fièvres gastriques, muqueuses, ataxiques, et en général à tous les états fébriles précédés, accompagnés ou suivis des symptômes d'une affection locale aiguë, produite par une cause intérieure; car ces maladies complexes changent fréquemment de composition, et les lésions particulières qui les accompagnent et qui en font partie ne sont pas essentielles à l'état fébrile. Celui-ci peut, comme nous l'avons déjà dit plusieurs fois, exister sans elles, être très marqué lorsqu'elles sont légères, ou faible lorsqu'elles sont très intenses; d'ailleurs, les symptômes locaux ne sont pas toujours les plus graves ni les plus constants, et l'affection générale donne seule à la maladie des caractères et un aspect qui annoncent que toutes les fonctions, tous les organes, toutes les parties solides ainsi que les fluides, participent et concourent, chacun à sa manière, à la formation de l'ensemble; et que, bien que composés d'éléments divers, ces états morbides que nous regardons comme généraux, forment un tout qui ne peut être divisé que par la pensée. D'où il suit, 1° que si, en pareil cas, on ne considérait que l'affection des solides, sans avoir égard à l'altération présumable ou évidente des fluides, et réciproquement, on ne verrait les choses que sous un rapport, et l'on ne pourrait établir que des propositions d'autant plus vicieuses qu'elles seraient plus exclusives. 2° Que se livrer sans réserve, et dans tous les cas, à la recherche d'une lésion première, pour parvenir à connaître une maladie fébrile très compliquée, peut devenir une source d'erreurs; car cette affection primitive est quelquefois légère par elle-même, et n'a des suites graves que parce qu'elle coïncide avec des prédispositions intérieures, d'après lesquelles, lorsque l'état morbide, mobile par sa nature, est devenu général, d'autres causes de maladies se développent encore par suite du trouble actuel des fonctions. 3° Que les véritables caractères de la maladie les plus notables, les plus constants, ne dérivent pas toujours exclusivement des premiers symptômes, ni de ceux qui se montrent à la fin, ni même des altérations de tissu dont on trouve les traces après la mort; car les commencements sont souvent bien peu de chose, et la fin ne nous montre que les derniers produits du trouble général. Aussi n'est-il pas plus convenable, dans beaucoup de cas, de donner un nom à la maladie d'après la

première lésion, lorsqu'elle est connue, que
d'après la dernière, lorsqu'on peut la découvrir :
et l'on conviendra que la qualification ne serait
pas plus juste si l'on nommait gastrite ou entérite une affection de l'estomac ou des intestins,
qui aurait été précédée et constamment accompagnée d'un état fébrile prédominant et très intense, que si l'on appelait fièvre une gastrite
primitive, dans laquelle les symptômes généraux
auraient toujours paru être subordonnés à l'affection locale.

Si le trouble des fonctions, qui constitue la fièvre, peut, par lui-même, déterminer le développement d'états morbides locaux plus ou
moins graves, quel que soit le nom qu'on juge
à propos de donner à la maladie, l'état fébrile
doit être regardé comme primitif, relativement
à ces affections. Ainsi, non seulement cet état
peut, dans quelques cas, être considéré comme
absolument primitif, et c'est particulièrement
lorsqu'il a précédé les symptômes de toute autre
affection, mais encore des maladies fébriles peuvent être essentiellement composées de symptômes primitifs et de symptômes secondaires,
sans que l'on puisse se refuser à les regarder
comme primitives dans leur origine : c'est ce
que l'on observe communément dans les fièvres

inflammatoires, bilieuses, muqueuses, adynamiques et ataxiques. Ces états pathologiques,
auxquels les symptômes fébriles servent de base,
sont toujours plus ou moins compliqués ; des
affections particulières peuvent se développer
successivement dans leur cours, et exercer tour
à tour une influence notable sur l'économie. La
maladie, prise dans son ensemble, ne doit donc
pas être regardée comme absolument primitive,
puisque tous ses éléments ne le sont pas ; mais
il suffit que les symptômes fébriles soient la première affection morbifique ; que l'existence du
trouble des fonctions qu'ils représentent soit la
suite immédiate de l'action d'une cause morbifique générale ; que ce trouble des fonctions soit
lié comme cause à la majorité des autres symptômes comme effet, pour que l'on puisse donner
le nom de fièvres primitives ou essentielles aux
maladies dans lesquelles ces conditions se retrouvent constamment, en ayant soin toutefois
d'indiquer par une épithète les états particuliers,
pléthorique, bilieux, muqueux, etc. , dont les
symptômes sont joints à l'état fébrile, et le modifient.

Nous venons de dire que les maladies fébriles
n'étaient pas les mêmes depuis leur commencement jusqu'à leur terminaison, et l'on peut

ajouter que ces maladies étant plus ou moins compliquées, n'ayant jamais une marche parfaitement régulière, et n'étant jamais absolument semblables, si le mot *fièvre*, qui leur est appliqué en général est un terme abstrait, il est encore une abstraction, lors même qu'on ne le donne qu'à une seule maladie, sans la décrire. Cet inconvénient, qui est commun à toutes les dénominations générales, ainsi qu'à toutes celles qui se rapportent à des faits compliqués et variables, est une source de discussions. Ne pourrait-on pas dire, par exemple, votre fièvre, considérée comme étant un état pathologique complexe, n'est qu'une abstraction? Cependant vous ne contestez pas l'existence d'une affection locale dans un grand nombre de fièvres. Mais si le malade meurt, il faudra donc conclure que la mort a été causée. par cette fièvre, cette abstraction, sans tenir compte d'une gastrite, d'une entérite, d'une encéphalite, ou d'une pneumonie, dont les symptômes ont été évidents, et dont on trouve les traces dans le cadavre? Car, vous ne pourriez pas. dire que ces dernières affections ont causé la mort: elles n'étaient, selon vous, que secondaires, elles produisaient une partie des symptômes de votre fièvre, dans la composition de laquelle elles entraient comme parties constituantes, elles n'étaient point la maladie par elles-mêmes.

A cette objection spécieuse on peut répondre, je crois, 1° que l'abstraction est dans les mots, et non dans les faits; 2° que les symptômes fébriles, étant un trouble plus ou moins marqué de plusieurs fonctions, sont déjà par eux-mêmes une maladie lorsqu'ils se montrent les premiers; 3° que l'on observe en effet des affections locales dans un grand nombre de fièvres; on peut même admettre, si l'on veut, que des affections de cette nature peuvent survenir dans toutes les maladies fébriles qui doivent se terminer par la mort, et que dans tous les cas ce sont elles qui produisent cette terminaison funeste; car le trouble des fonctions, qui constitue les symptômes fébriles à l'état aigu, est rarement porté par lui-même à un degré d'intensité suffisant pour éteindre la vie. On ne dira donc pas que le malade est mort de la fièvre, mais bien d'une gastrite, d'une entérite, d'une encéphalite ou d'une péripneumonie; car on ne prétend pas que des affections secondaires ne soient point une maladie.

Les maladies ne sont point constantes dans leur manière d'être; elles ont leur commencement, leur état et leur terminaison; elles peuvent même changer de nature en partie ou en totalité, et, nous l'avons déjà dit, l'affection qui a commencé n'est pas toujours celle qui finit. Supposons une maladie qui ne présente que les symptômes propres à l'état fébrile et ceux qui en dépendent immédiatement, une fièvre inflammatoire, par exemple : le sixième jour, il survient une pneumonie ou une encéphalite ; la mort arrive le dixième jour, et à l'ouverture du cadavre on trouve les traces de l'inflammation du poumon ou des méninges. Dira-t-on que la maladie était une pneumonie ? Cette affection n'a existé que pendant les quatre derniers jours ; elle n'était pas primitive. Était-ce une fièvre ? Oui, sans doute ; mais ce qui a causé la mort n'était pas la fièvre. Il faut donc dire que la maladie, dans son ensemble, était une fièvre inflammatoire, dans le cours de laquelle il s'est manifesté une pneumonie ou une encéphalite qui a causé la mort.

Telles sont les difficultés que produit l'abus et même l'usage indispensable des termes abstraits ; ce sont des puérilités en apparence, mais ces puérilités mettent plus d'obstacles qu'on ne pense aux progrès de l'esprit humain. Quoi qu'il en soit, puisque les maladies fébriles changent de caractères ou d'aspect, suivant la nature des nouveaux états morbides qui se montrent dans leur cours, ou seulement par suite d'un accroissement d'intensité et d'un développement extrême de leurs symptômes ; il est impossible de trouver une dénomination qui leur convienne exactement pendant toute leur durée ; car la même maladie qui, à son début, était une fièvre inflammatoire, peut, par la suite, présenter des symptômes adynamiques ou ataxiques. L'état fébrile seul ne change pas de composition, c'est toujours la fièvre ; il n'y a que des qualifications à retrancher ou à ajouter : ce ne sont pas plusieurs fièvres qui se compliquent ; ce sont des affections morbides diverses, des symptômes gastriques, adynamiques, ataxiques, qui se succèdent ou se réunissent dans le cours ou à la suite d'un état fébrile quelconque, et qui le modifient, l'exaspèrent, le prolongent ou le terminent.

Récapitulation et conclusion.

Nous allons maintenant rassembler les principales propositions qui servent de base à ce mémoire, et nous en déduirons les conséquences les plus immédiates.

1° La fièvre, même la plus simple, est un état pathologique complexe.

2° Les symptômes qui constituent l'état fébrile sont des phénomènes généraux. Ainsi, la fièvre, quelle que soit sa cause, est toujours une affection générale : elle n'a point de siége particulier dans l'économie.

3° Les symptômes inflammatoires et les symptômes fébriles sont les mêmes; ils ne diffèrent que d'étendue : la fièvre est donc toujours un état pathologique de nature inflammatoire.

4°. La fièvre peut être produite par une affection locale, mais l'existence de causes générales est probable. Or, s'il existe des états fébriles dans lesquels rien ne prouve l'existence d'affections locales, il faut reconnaître qu'il existe des causes générales.

5° Il n'y a point de partie, point d'organe, que l'on puisse regarder comme le siége d'une affection locale qui serait constamment la cause immédiate de l'état fébrile.

6° Il y a des cas où tous les tissus, toutes les parties irritables, sont affectés à la fois et de la même manière, suivant leur mode d'irritabilité, sans qu'il se manifeste aucun signe d'un état morbide local particulier. D'un autre côté, il y a des causes prédisposantes générales, qui peu-

vent devenir occasionelles , lorsqu'elles sont
portées à un certain degré , et les symptômes
généraux et locaux qui se manifestent sont en
rapport avec la nature de ces causes. On ne peut
donc mettre en doute l'existence de causes générales , qui , agissant à la fois sur toute l'économie, peuvent produire des états fébriles primitifs.

7° Toute phlegmasie qui est évidemment la
cause immédiate de la fièvre , et surtout d'un
état fébrile , tel qu'on l'observe dans l'invasion
des fièvres dites primitives , donne des signes
positifs de son existence. Les exceptions à cette
règle ne sont et ne peuvent être établies que sur
des suppositions.

8° L'état fébrile composé du trouble de plusieurs fonctions importantes peut, soit par lui-
même, soit à l'aide de prédispositions diverses,
devenir la cause de nouveaux désordres. Ainsi ,
la fièvre, secondaire relativement à une affection,
peut être primitive relativement à une autre.

9° Toutes les maladies que l'on a nommées
fièvres sont plus ou moins compliquées ; elles
peuvent dans leur cours changer de composition,
d'aspect et de nature : le mot fièvre ne leur est
donc appliqué que pour indiquer un état primitif, constant ou prédominant ; il ne caractérise

que les symptômes essentiels. Aucune maladie
fébrile ne peut être absolument primitive dans
son ensemble.

Si l'expérience et le raisonnement prouvent
d'une manière incontestable que des états morbides de diverse nature peuvent se manifester
et disparaître dans le cours des maladies fébriles,
on ne peut conclure ni pour ni contre l'existence
primitive d'une affection locale d'après le seul
examen du cadavre ; car si l'on trouve des traces
de lésions organiques, elles peuvent être le produit d'une maladie qui ne s'est développée qu'a-
près la fièvre et sous son influence, soit d'après
la nature de sa cause, soit par l'action sympathique d'un ou de plusieurs organes, soit enfin
par tous ces moyens à la fois. Si l'on n'en trouve
pas chez un individu mort dans le cours d'un
état fébrile assez prolongé, on peut conclure,
ainsi que nous l'avons fait ailleurs, que l'état
fébrile peut exister indépendamment d'une affection locale ; mais cela ne prouve point qu'une
phlegmasie n'ait pu se montrer dans l'origine.

L'ouverture du cadavre, si nécessaire pour se
rendre compte d'un grand nombre de phénomènes morbides, ne peut donc offrir un résultat
positif, une preuve irrécusable, dans le cas dont
il s'agit, qu'autant que des symptômes locaux

ont indiqué la présence de l'affection dont on
découvre les traces ; et, sous ce rapport, la nécroscopie ne donne que le complément de notions déjà acquises , une dernière preuve qui n'a
de valeur que par ses antécédents. D'où l'on peut
conclure définitivement , 1° que l'observation
exacte des symptômes est le moyen le plus propre à nous éclairer sur la cause immédiate et la
nature des maladies fébriles ; 2° que toutes les
fois que des symptômes locaux n'indiquent pas
un état morbide local capable de produire la
fièvre, l'ouverture du cadavre n'est plus qu'un
moyen infidèle. Or, il existe des causes générales ; il existe des états fébriles qui ne sont précédés ni accompagnés d'aucun symptôme d'une
affection que l'on puisse regarder comme la
cause immédiate de la fièvre, il y a donc des
états fébriles primitifs.

Il y a des fièvres inflammatoires bilieuses ,
muqueuses, adynamiques, ataxiques, dans lesquelles les symptômes fébriles, non seulement
ont précédé l'apparition de tout signe d'affection
locale notable , mais conservent même leur prédominance sur tous ceux qui se manifestent, et
subsistent encore lorsque ces derniers ont disparu ; les maladies fébriles qui présentent ces caractères peuvent donc être nommées *fièvres*.

Ainsi, en reconnaissant l'existence de causes qui peuvent agir sur toute l'économie ; en constatant, dans quelques circonstances, l'absence de toute affection locale capable de produire l'état fébrile ; en observant la coïncidence des symptômes avec la nature présumable ou reconnue des causes morbifiques, on ne peut mettre en doute l'existence de fièvres *essentielles*, c'est-à-dire, de maladies dans lesquelles l'affection primitive d'aucune partie ne peut être regardée comme la cause immédiate de l'ensemble des symptômes qui forment l'état pathologique actuel ; et l'on doit même considérer comme telles, tous les états fébriles dans lesquels aucun symptôme particulier n'a précédé la fièvre et n'indique l'existence d'une affection locale prédominante.

Observatio est filum ad quod dirigi debent ratiocinia medicorum.

FIN.

9 782016 182123